Bernhard Roggmann

Ergotherapie
in der Altenpflege

 verlag modernes lernen - Dortmund

© 1989 Borgmann Holding AG, Basel (CH)

© 1989 Deutschsprachige Lizenz-Ausgabe: borgmann publishing Ltd.,
Broadstairs (UK)

1. Auflage 1987
2. verbesserte Auflage 1989

Vertrieb: Bundesrepublik Deutschland, Österreich und Schweiz durch
verlag modernes lernen - 4600 Dortmund 1

Printed in W.-Germany 1989

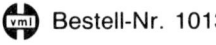 Bestell-Nr. 1013   ISBN 3-8080-0208-5

Inhalt

Einführung 7

Vorwort zur zweiten Auflage 9

1. Allgemeine Betrachtungen 11
1.1. Gesellschaft und Altern 11
1.2 Betrachtungen über Menschen im Heim in der Gegenwart 13
1.3. Alternative Versorgungsformen 16

2. Aspekte der Ergotherapie im Heim 21
2.1. Die Situation der Ergotherapie 21
2.2. Gestaltung der Zusammenarbeit 24
2.3. Techniken der Ergotherapie 27
2.4. Therapeutisches Selbstverständnis 27
2.5. Entwicklungsphasen der Bewohner und Therapieformen 28
2.6. Die Auswahl des Materials 31
2.7. Verwendbarkeit der Produkte 32
2.8. Ziele ergotherapeutischen Einwirkens 33
2.9. Auswirkungen der Medikation 37
2.10. Das Problem der Motivation 39
2.11. Umgang mit eigenen Frustrationen und Unsicherheiten 41

3. Werktechniken 45
3.1. Flechten mit Peddigrohr 45
3.2. Maltechniken 46
3.3. Collagen 47
3.4. Drucken 48
3.5. Weben 48
3.6. Ton 50
3.7. Salzteig 51
3.8. Wollpompons 52
3.9. Leder 52
3.10. Holz 52
3.11. Sticken, Stricken, Häkeln 53
3.12. Nähen 53
3.13. Emaille 53
3.14. Batik 53
3.15. Papierarbeiten 54
3.16. Makramee 54
3.17. Jahreszeitlich abhängige Techniken 55
3.18. Angebot auf Stationen 55
3.19. Organisation einer Werktechnik in Stichworten 56

4. Weitere ergotherapeutische Aktivitäten
4.1. Das Spielen 59
4.2. Gruppenspiele 59
4.3. Tischspiele 60
4.4. Kartenspiele 61
4.5. Würfelspiele 61

4.6.	Puzzle und Legespiele	61
4.7.	Funktionelle Spiele	62
4.8.	Stengel-Methode	63
4.9.	Musiktherapie	63
4.10.	Instrumenten-Liste	68
4.11.	Freizeitgestaltung	68
	1. Ausfahrten	69
	2. Checkliste für Ausflüge	70
	3. Tanztee	71
	4. Modellversuch	72
	5. Austausch	72
	6. Medien	73
	7. Literatur	73
	8. Anderes	73

5. Die Organisation einer Abteilung — 75
5.1.	Besetzung (Zusammensetzung und Anzahl der Bewohner)	75
5.2.	Personal	75
5.3.	Ort	75
5.4.	Zeit	76
5.5.	Koordination	77
5.6.	Bewohnerkartei	77
5.7.	Durchlauf	77
5.8.	Material, Werkzeuge	78
5.9.	Verkauf	78
5.10.	Ordnung	79
5.11.	Terminplanung für Aktivitäten	79

6. Ergotherapie bei verschiedenen Krankheitsbildern — 81
6.1.	Hirnatrophien/cerebrale Störungen	81
6.2.	Psychiatrische Erkrankungen	83
6.3.	Hemiplegie	84
6.4.	Polyneuropathie	85
6.5.	Parkinson-Syndrom	86
6.6.	Polyarthritis	87
6.7.	Bettlägerige	88
6.8.	Schwere Sehbehinderung	89

7. Besondere Aufgaben der Ergotherapeuten — 93
7.1.	Praktikanten-Anleitung	93
7.2.	Altenpflege-Praktikanten	93
7.3.	Vorpraktikanten	94
7.4.	Schulpraktikanten	94
7.5.	Unterricht an Altenpflegeschulen	95
7.6.	Prüfungen	96

Schlußwort	99
Literaturhinweise	100
Sachverzeichnis	101

Einführung

Dieses Buch habe ich vor allem für die geschrieben, die als Ergotherapeuten ausgebildet sind, aber vor dem Fachbereich Geriatrie, und hier speziell dem Bereich Pflegebedürftigkeit, Berührungsängste haben.

In der Mehrzahl denke ich dabei an Therapeuten, die noch vor der Stellensuche stehen, gemeint sind aber auch alle, die relativ kurz in einer entsprechenden Anstellung sind, doch hier Probleme haben, etwa weil in der Ausbildungszeit dieser ganze Komplex zu kurz geraten ist. Nützlich kann dies Buch auch für Ergotherapeuten anderer Fachbereiche sowie Altenpfleger, Sozialarbeiter und andere sein.

Tatsächlich sehe ich den Bereich als Stiefkind der (Ergo-)Therapie an, erst durch allmähliche Sättigung des Stellenmarktes auf attraktiver erscheinenden Gebieten und gleichzeitiges Wachsen der Möglichkeiten im Geriatrie-Sektor (u.a. durch Bemühung um aktivierende Pflege in den letzten Jahren) nehmen mehr und mehr ausgebildete Ergotherapeuten Einzug in diese Einrichtungen. Es herrschte und herrscht noch die Vorstellung von Aussichtslosigkeit der Therapie an dieser Klientel (und, wie ich im Buch noch besprechen werde, hat sich der Therapeut oftmals wirklich mit Frustrationen auseinanderzusetzen). Der Unsicherheit, dem Unbehagen der in diesem Bereich Tätigen möchte ich als Anregung und Ermutigung dieses Buch entgegensetzen. Es kann nicht alle Lösungen anbieten. Dieses Buch schreibe ich aus der Praxis in einer seit 27 Jahren bestehenden Abteilung Beschäftigungstherapie. Ich hatte das Glück, diese Abteilung 1986 von meinem Vorgänger übernehmen zu können, einem der ersten Schüler der Schule Hannover. Die Einrichtung bietet viele Möglichkeiten und ich kann so fast aus der vollen Bandbreite ergotherapeutischer Möglichkeiten schöpfen, von meinen Vorstellungen und Erfahrungen berichten, untypische Anregungen aufzeigen.

Um ein möglichst abgerundetes Bild zu zeigen, beginne ich mit einer theoretischen Darstellung zunächst der allgemeinen Heim-Situation, daraus ergibt sich die Stellung der Ergotherapie in der Pflege.

Hauptteil soll der praktische Bereich sein, in dem der Leser viele Tips erhält, die ihm - je nach eigener Erfahrung - bekannt sein mögen, aber vielfach auch seine Arbeit erweitern, unterstützen können. Angesprochen werden Problematiken verschiedener Themenbereiche, wieder mit dem Ziel, auf eine Lösung hinzuführen, sozusagen im „stillen Dialog" mit dem Leser zu erarbeiten.

Ebenso behandele ich die Thematik von Aufgaben, die nicht in den Schulen gelehrt werden, die aber an den einzelnen Therapeuten oftmals gestellt werden, nämlich z.B. Unterrichts- und Prüfungstätigkeiten. Auch dieses denke ich als Hilfestellung anzubieten.

Nicht Aufgabe dieses Buches ist, Fachbücher anderer Gebiete zu ersetzen. Eine medizinische Analyse einzelner Krankheitsbilder etwa sprengt den Rahmen, ich setze voraus, daß dieses Wissen aus eigener Ausbildung und entsprechender Literatur bezogen wird. Ich versuche weitgehend alle ergotherapeutischen Möglichkeiten in Bezug zu möglichst vielen Krankheitsbildern im Pflegebereich zu setzen und hier Wege zu entwickeln und anzugehen.

Schwerpunkt bleibt die breite Darstellung der praktischen Anwendung. Da mir ein ähnliches Angebot in dieser Form nicht bekannt ist, bin ich überzeugt, daß dieses Buch eine Lücke zu schließen vermag und eine gute Arbeitshilfe darstellt.

Anmerkung: der besseren Lesbarkeit wegen spreche ich allgemein von „dem Therapeuten". Da die Ergotherapie früher ein reiner Frauenberuf war und großteils noch ist (gemessen an der Anzahl tätiger Frauen/Männer), wird in anderen Büchern oft von „der Therapeutin" gesprochen. Ich schlage vor, die Bezeichnung als Symbol zu verstehen, das dann entsprechend geschlechtsspezifisch gelesen werden kann.

Vorwort zur zweiten Auflage

Es zeigt sich, daß offenbar der Wille zu positiver Veränderung im geriatrischen Bereich groß ist und stärker wird — ob dies nun allgemeine Maßnahmen betrifft, die die Interessen von Senioren in den Vordergrund rücken, ob das durch präventive Maßnahmen, Aufklärung und Forschung geschieht oder ob die notwendige Heimunterbringung den heutigen (und zukünftigen) Erfordernissen angepaßt wird — es bewegt sich etwas.

Das ist nicht ganz neu. Nur was sich bisher vorwiegend im Verborgenen abspielte, nämlich das aktive Engagement vieler in der Geriatrie Beschäftigten, wird mehr und mehr zum öffentlichen Thema. Auch die Betroffenen selbst, die der Hilfe bedürfen, bisher eher in Statistenrolle, erfahren stärker Aufmerksamkeit und sind mutiger in ihren Forderungen an die Gesellschaft.

Es sind jedoch trotz mancher positiver Entwicklung sehr viele alte Menschen auf Hilfsangebote angewiesen, bis hin zur stationären Pflege, und dieser Anteil scheint zu wachsen, was viele Ursachen hat.

Ernsthaft angehen kann man den Wunsch nach effektiver Hilfe durch differenziertes Denken und Handeln. Es *muß* gezielte Forschung geben, es *muß* frühzeitige Angebote geben, es *müssen* zu bestehenden Einrichtungen neue, andere hinzukommen, aber es *muß* auch bei den jetzt zur Verfügung stehenden Möglichkeiten, wie es u.a. die Heime sind, weiterhin ständig an Verbesserungen gearbeitet werden.

Hier hat auch die Ergotherapie (z.B. in der Anerkennung aussichtsreicher Behandlung noch im höheren Alter) eine Entwicklung genommen und sollte sie weiterhin nehmen, die von der gesamten Situation beeinflußt wird, aber auch im positiven Sinne selbst wieder Veränderungen hervorruft und beeinflußt.

Noch nicht in allen geriatrischen Einrichtungen hat sich das Bewußtsein breitgemacht, daß Therapieangebote und besonders die Ergotherapie ihre hohe Bedeutung besitzen und manches für die zu betreuende Klientel bewirken können. Doch dort, wo Ergotherapie eine Selbstverständlichkeit ist, hat sie nicht nur in ihrer therapeutischen Einwirkung eine Aufgabe, sondern dient oft gewissermaßen als zentrale Vermittlerstelle und kann so durchaus einen Einfluß ausüben.

Dieses Buch ist als Hilfestellung bei den vielfältigen Aufgaben eines Ergotherapeuten oder einer Ergotherapeutin gedacht, aber nicht nur als Hilfe für diese, sondern auch als Arbeitsanregung und -grundlage für Altenpfleger und Betreuer, die mehr tun möchten als die Grundpflege.

In den 2 Jahren seit Erscheinen des Buches konnte ich feststellen, daß es so auch angenommen und verwendet wird, darüber hinaus dient es als Information für Ärzte, Heimleiter, Sozialarbeiter und andere, denen der Begriff Ergotherapie zwar bekannt ist, die Inhalte aber nicht so geläufig sind, selbst wenn bereits eine Zusammenarbeit besteht.

Daß mein Buch offenbar auf Interesse stößt und in der Praxis Verwendung findet, freut mich.

Der Verfasser

1 Allgemeine Betrachtungen

1.1. Gesellschaft und Altern

Schauen wir uns die Situation einmal etwas näher an. Die Therapie soll ja nicht Selbstzweck sein, sondern richtet sich nach gesellschaftlicher Entwicklung und sich daraus ergebenden Aufgaben. Nach meiner Auffassung müssen wir (ich gehe später darauf näher ein) unsererseits die Aufgabenstellung mitbestimmen und entwickeln. Ich halte es etwa für sehr bedenklich, nur um des Geldverdienens willen an einer Stelle mitzuwirken, hinter deren Zielen man nicht im entferntesten steht. Dann befände sich der Therapeut in einer Sackgasse. Das ist weder ihm noch seiner Klientel, seinem Arbeitgeber etc. nützlich.

Um seine entsprechende Stellung erkennen zu können, sollten grundlegende Betrachtungen über die Ergotherapie hinausreichen. In diesem Rahmen können dabei mit Sicherheit nicht alle Punkte angesprochen werden, ebensowenig können Inhalte voll durchleuchtet werden, dafür sind zu viele, jeweils wieder in sich komplexe Bereiche berührt (ich nenne nur einmal die wirtschaftlichen, juristischen, medizinischen und politischen Aspekte).

Sehen wir uns die Anzahl alter Menschen an: nach Hochrechnungen des Statistischen Bundesamtes (vergl. auch „Datenreport 84") steigt der Anteil der Menschen über 60 Jahre stetig, gegenüber einer Abnahme der Gesamtbevölkerung der Bundesrepublik.

Modellrechnungen der Deutschen Bevölkerung bis zum Jahr 2030 (Angaben in 1000)

Bevölkerung	1.1.1985	1.1.1990	1.1.2000	1.1.2010	1.1.2020	1.1.2030
gesamt	56 644	56 205	54 866	51 476	47 341	42 597
über 60	12 159	12 640	14 113	14 412	14 781	16 187
Anteil in %	21%	23%	26%	28%	31%	38%

Das heißt, in gut 40 Jahren (2030) wird nach diesen Modellrechnungen der Anteil der über 60jährigen an der Gesamtbevölkerung bei 35-38 % liegen. Zur Zeit beträgt dieser Anteil ca. 21 %, er wird sich also nahezu verdoppeln.

Machen wir uns bei dieser Gelegenheit bewußt, daß dies all diejenigen sind, die heute älter als 18 Jahre sind, daß also die Gestaltung der Zukunft im geriatrischen Bereich nicht irgendjemanden, sondern uns selbst betrifft. Die Konsequenzen aus diesen Zahlen sind weitreichend:

Die reinen Daten allein sagen nur quantitativ etwas aus. Im Zusammenhang zu sehen ist die Krankheitsentwicklung. Nur weniges will ich nennen: die steigende Zahl von Unfällen etwa und die Zunahme seniler und präseniler Hirnerkrankungen. Es werden also nicht nur immer mehr Menschen alt, sondern es werden auch immer mehr Menschen pflegebedürftig in verschiedenen Graden, und das immer früher und langfristiger. Ebenso wächst und verändert sich der Aufgabenbereich, besonders im Pflegeheim. Zwei völlig willkürliche Beispiele: mag bei einem 98jährigen, der mit 100 stirbt, für diese 2 Jahre (ich gehe davon aus, er ist bettlägerig und wenig ansprechbar) ein Pflegeaufwand für die alltäglichen Verrichtungen (Körperpflege/essen) mit wenig Personal, im Mehrbettzimmer dem humanitären Anspruch gerecht werden, so ist dieser geringe Pflegeaufwand moralisch kaum zu vertreten bei einem 60jährigen, der vielleicht 20 Jahre (oder länger) im Heim leben wird.

Bestimmt wird die Einstellung auch vom Verhalten der Generationen, die jetzt über ein gestiegenes Anspruchsdenken verfügen, die nicht mit Genügsamkeit und Schicksalsergebenheit aufgewachsen sind. Abgesehen davon, daß man dies positiv oder negativ werten mag, stellt es eine Tatsache dar, die den ganzen geriatrischen Bereich beeinflussen wird.

Betroffen ist auch die wirtschaftliche Situation; der Anteil der Rentenempfänger vergrößert sich enorm, während die Zahl der Steuerzahler sinkt. Der Aufwand an Pflege- und Rehabilitationsmaßnahmen wird schon bei gleichbleibendem Qualitätsstandard erheblich wachsen, und es ist zu hoffen, daß eine weitere Humanisierung des geriatrischen Bereichs neue Standards schafft, die aber mit Sicherheit steigende Kosten zur Folge haben.

Für die politisch Verantwortlichen, aber auch für uns alle, ergibt sich natürlich die Frage der Bezahlbarkeit. Diskutiert wird zur Zeit eine Pflegepflichtversicherung, denkbar ist aber auch eine Trägerschaft der Krankenkassen. Es zeigen sich wohl noch andere Lösungen und Teillösungen auf, die allesamt kaum zum Nulltarif erhältlich sein dürften.

Für die Ergotherapie bedeutet dies, daß wir in eine Entwicklung eingebettet sind und nicht losgelöst von wirtschaftlichen Faktoren therapieren können. Ich sehe bei uns einen Schwerpunkt in Mitgestaltung einer menschlichen, menschenwürdigen Umwelt, doch ist diese eher idealistische Arbeit in solcher Situation undenkbar ohne das Bemühen um eine Kostensenkung. Hieran beteiligen wir uns im präventiven Bereich (Verhinderungen von pathologischen Entwicklungen, Wiederherstellung der Selbständigkeit so frühzeitig wie möglich), um einer späteren Pflegebedürftigkeit entgegenzuwirken bzw. sie um einige Jahre zu verzögern. Und auch im Pflegebereich selbst kann unser Einsatz noch kostendämpfend wirken, wenn auch dort nur noch in wesentlich geringerem Maße, außerdem muß die Personalausstattung effektives Arbeiten ermöglichen.

Es hat in der Familiensituation und in der Wohnsituation große Veränderungen gegeben, gibt sie weiterhin.

Man kann es an dem prozentualen Verhältnis älterer zu jüngeren Menschen ablesen, aus verschiedenen Statistiken genauer entnehmen; Prof. Lempp (Tübingen) beschreibt damit die Situation der Kinder; ich ziehe hier den Umkehrschluß:

Steigend ist der Teil der Kinderlosen, nicht nur in der Ehe, steigend ist der Teil der Eltern mit einem Kind, der Alleinerziehenden, der „Singles".

Das heißt, es erreichen sehr viele Menschen das Alter ohne ein großes familiäres Bezugssystem.

Als positiv mag man sehen, daß in gesunden Jahren ein hohes Maß an Selbständigkeit erlernt wurde, im Falle einer Pflegebedürftigkeit jedoch sinkt die Chance, von der eigenen Familie versorgt werden zu können, es besteht absoluter Mangel an verwandten Bezugspersonen. Aus der gleichen Ursache wie die finanziellen Probleme entstehen auch soziale Probleme, immer mehr Menschen müssen im Alter auf verwandtschaftliche Beziehungen verzichten, einfach aus Mangel an erreichbaren Angehörigen. Ersetzt werden diese „natürlichen" durch „künstliche" Beziehungen, nämlich bezahlte und ehrenamtliche Kräfte.

Das kurze Beschreiben dieser Kriterien mag genügen, um Bewußtsein für sich ergebende Problematiken zu entwickeln.

1.2. Betrachtungen über Menschen im Heim in der Gegenwart

Ich möchte zunächst einmal die Situation der alten bzw. alternden Menschen, die im Pflegeheim untergebracht sind, beschreiben. Das halte ich für notwendig, um sich über die Ansprüche an sich selbst und dann speziell über die Ansprüche an die Ergotherapie im klaren zu sein. Dabei will ich die meisten Dinge nicht werten, aber die Fakten sollten gesehen und berücksichtigt werden, um die Entwicklung von Vorstellungen über die eigene Arbeit weitgehend objektiv gestalten zu können.

Einerseits möchte ich zeigen, was für uns derzeitige Voraussetzung und Grundlage für ergotherapeutische Arbeit ist, andererseits möchte ich Anregung geben, das Wirken in diesem und anderen Bereichen zu reflektieren, als Ziel denke ich an Weiterentwicklung einer positiven Betreuung der uns anvertrauten alten Menschen.

Um der Problematik gerecht zu werden, mache ich eine kurze Bestandsaufnahme der persönlichen Situation alter Menschen und der gesellschaftlichen Situation.

Die persönliche Situation ist gekennzeichnet durch die Entwicklung des einzelnen Menschen während seiner bereits erreichten Lebensjahre. Sie läßt sich nicht allgemein beschreiben. Wecken aber möchte ich die Aufmerksamkeit für bestimmte Faktoren, die hier nur angedeutet werden sollen. Sie sollen zu der Konsequenz führen, flexibel zu sein im Umgang mit den Bewohnern.

Diese Faktoren sehen wir uns im Folgenden etwas näher an:

1. der Zeitpunkt der Geburt (z.B. wie wurde in frühesten Jahren die politische/allgemeine Atmosphäre erlebt)
2. der Familienstatus (reich/arm, soziale Stellung, Nestwärme)
3. Umfeld (Stadt/Land)
4. Bildungs- und Berufsweg
5. Persönlichkeit (introvertiert/extrovertiert)
6. Familienstand (Ehe, Kinder, Enkel etc.)

Ein Beispiel sei genannt, um diese Erkenntnisse anwenden zu können. Allein der Altersunterschied kann in einer Gruppe von Bedeutung sein. Man stelle sich zwei Menschen vor, die heute 15 und 25 Jahre alt sind. Schon bei der Betrachtung von Punkt 1 ergeben sich sehr wahrscheinlich durch den Unterschied von 10 Jahren völlig verschiedene Persönlichkeiten mit ebenso verschiedener Erlebniswelt und abweichenden Interessen. Sicher kann das gegenseitig sehr anregend sein, als Resultat ist aber auch Interesselosigkeit aneinander möglich. Das ändert sich nicht dann, wenn beide 60 Jahre älter geworden sind. Geprägt werden beide Personen durch die weiteren Entwicklungs-Faktoren. Hüten muß man sich also, insbesondere bei Gruppen-Zusammenstellungen, vor jeder Art der Pauschalisierung, etwa: „alle alten Menschen haben ähnliche Interessen". Fehl am Platze sind grundsätzliche Feststellungen, wie: die Gruppe sollte aus gleichaltrigen Bewohnern bestehen / die Gruppe sollte möglichst viele Altersstufen umfassen. Das gilt ebenso für andere Kriterien, ist aber abhängig von der Art der Aktivität.

Was den meisten alten Menschen heute gemein ist, ist das Erleben mindestens eines großen Krieges, das als - für uns nicht nachvollziehbares - traumatisches Erlebnis sicher einen Anteil am psychischen Zustand der Menschen hat. Auch sehen wir die Tatsache, daß die Belegung der Heime überwiegend weiblich ist.

Ansprüche, Wünsche, Bedürfnisse, Geschmack, kulturelle und soziale Neigungen sind also durch langjähriges Entwickeln der Persönlichkeit geprägt, auch nicht immer schon endgültig, aber individuell unterschiedlich.

Hierzu kommt der Prozeß der Alterung. Der Mensch erfährt an sich selbst, daß alles der Veränderung unterliegt. Im Äußeren wird dies sichtbar und fühlbar: die Haut verändert sich, die Feinmotorik läßt nach, die Grobmotorik (Kraft) wird geringer, Geisteskräfte schwinden, Hör- und Sehfähigkeit sinken, es gibt Probleme mit der Wahrnehmung. Alles Tatsachen, die erst einmal keinen Krankheitswert haben, die auch je nach Person und Persönlichkeit unterschiedlich sind und unterschiedlich aufgenommen werden, in jedem Fall jedoch die Entwicklung beeinflussen.

Einschränkungen finden oft statt in einer Art Wechselwirkung: auf Grund von Schwerhörigkeit bildet sich der Betreffende ein, von anderen nicht akzeptiert zu werden, wird dann durch sein verändertes Verhalten als zurückgezogen und kauzig erlebt und tatsächlich gemieden.

Weitere Einschränkungen ergeben sich durch Krankheit. Da gibt es die nicht altersgebundenen Krankheiten, die dann verbunden mit dem Alterungsprozeß beschwerlicher und langwieriger verlaufen; es gibt Häufungen von Krankheiten und Verkürzung der krankheitsfreien Intervalle, schließlich auch die erst im Alter auftretenden Krankheiten, die nicht nur das Leiden an sich verursachen, sondern auch noch die Beziehung zur Umwelt verändern: man wird abhängig und lästig.

Hier geht die persönliche Situation in eine gesellschaftliche Situation über. Es vermindert sich im Alter der gesellschaftliche Nutzen des Menschen, gleichzeitig benötigt er mehr Aufmerksamkeit.

Das muß nicht dramatisch verlaufen, jedoch haben wir es im Pflegeheim im allgemeinen mit Menschen zu tun, die entweder selbst nicht zurechtkommen, oft aber in einer für die „normale" Umwelt unerträglichen Weise abhängig geworden sind. Im Krankheitsfalle ging oft eine jahre- oder jahrzehntelange therapeutische Intervention voraus, so daß eine Rehabilitationsfähigkeit im Sinne der Wiedereingliederung selten gegeben ist.

Es ist legitim, zu überlegen, welche Form der Hilfeleistung für bedürftige alte Menschen am besten ist, jedoch ist es sicher ungerecht, pauschal von Abschiebung ins Heim zu sprechen.

Tatsache ist, daß sich große Heime als Form der gemeinschaftlichen Unterbringung entwickelt haben. Es sind hier viele Aspekte zu sehen. Wirtschaftlichkeit spielt eine wesentliche Rolle, aber ebenso der Wunsch nach einer Unterbringung, die Dinge und Dienste bieten kann, die der alte Mensch nicht oder nicht mehr im privaten Rahmen bekommen kann.

Neben einer je nach Bedarf umfassenden Versorgung im hauswirtschaftlichen und medizinischen Bereich ist auch die im Heim mögliche Geselligkeit nicht zu unterschätzen. Diese wird gerade in großen Heimen notwendig, um negativen Auswirkungen der Unterbringung zu entgegnen, wie sie sich zeigen im Problem der Depersonalisierung, der faktischen Entmündigung der Bewohner (ohne richterlichen Beschluß) und anderem.

In vielen Fällen ist die oftmals genannte Alternative der ambulanten Betreuung zu Hause für die Betreffenden nicht vorteilhafter. Hausbesuche durch entsprechende Dienste und Besuche der Verwandtschaft beschränken sich allzu oft auf ein Minimum, so daß dann zur Unselbständigkeit die Vereinsamung droht.

Im Heim sehen wir uns in der Regel den Menschen gegenüber, die tatsächlich weitgehend hilflos sind, die sich selbst nicht versorgen können, die großen Gefahren ausgesetzt sind (Stürze, Medikamenten-Fehleinnahme, Vergiftung mit verdorbenen Lebensmitteln). Die Heimunterbringung sollte also zunächst so akzeptiert werden, andererseits muß jeder im Heim Beschäftigte bemüht sein, weiteren Einschränkungen entgegenzuwirken und darüber hinaus jeden Rehabilitationsversuch (im weitesten Sinne) zu unterstützen.

Hierzu muß man sich bewußt sein, daß fast alle für uns selbstverständlichen Handlungen (Körperpflege, Versorgen, Erledigen von Formalitäten auf Bank, Post, Benutzen der Verkehrsmittel usw.) mit der Unterbringung fortfallen, ebenso werden „normale" Beziehungen in Art und Umfang stark reduziert. Es muß wohl als demütigend empfunden werden, wenn diese Beziehungen ersetzt werden durch Beziehung als bezahlte Dienstleistung; besonders schlimm ist es, wenn dies ausartet - in eine Behandlung wie Nichtbeachten, Herumstoßen als Extrem einerseits und freundschaftlich-herablassende Überfürsorglichkeit andererseits.

1.3. Alternative Versorgungsformen

Einen kurzen Blick sollten wir auf andere Möglichkeiten der Betreuung im Alter werfen.

Es haben sich einige Modelle entwickelt, ständig entstehen neue, die man als alternativ zur Heimunterbringung ansehen kann.

1. Klinische Rehabilitation bezieht sich im allgemeinen auf Krankheitszustände. Versucht wird, hieraus resultierende Behinderungen zu vermeiden und durch Wiederherstellung der Selbständigkeit eine Rückkehr ins ursprüngliche Umfeld zu ermöglichen.

Die klinische Rehabilitation ist nicht eine Alternative zum Heim, wird aber von mir mit aufgeführt, sie sollte bei Aussicht auf Erfolg wohl immer versucht werden. Erst dort, wo sie keine Fortschritte zeigt, wird dann das Heim in Erwägung gezogen, wo nach meiner Auffassung die Rehabilitation nicht enden, sondern nur ohne Zeitdruck und mit anderen Mitteln fortgeführt werden sollte.

Hier möchte ich 2 Zitate anfügen aus „Die Rehabilitation Behinderter", Deutscher Ärzte Verlag Köln, Abschnitt „Behinderungen infolge des Alters":

„Rehabilitation mit realistischer Zielsetzung ist nach individueller Indikationsstellung auch im höchsten Alter möglich und wirksam. Eine Begrenzung derselben nach Lebensjahren kann nicht akzeptiert werden. Die Rehabilitation ist im Alter besonders bei folgenden Situationen dringlich:

— nach durchgemachter mehr oder weniger akuter Erkrankung, um das gewohnte Leben wieder zu meistern;
— bei Zunahme einer Behinderung, die die Selbsthilfefähigkeit einschränkt und die Weiterführung des Lebens in häuslicher Umgebung bedroht;
— bei andauernder Behinderung, um die Selbstfürsorge wiederherzustellen oder zu verbessern."

Im bestimmten Maße sind diese Anforderungen auch auf das Pflegeheim übertragbar. Ein weiteres Zitat aus gleicher Quelle:

„Im Alter ist es viel einfacher, Schäden, besonders der Immobilität durch sorgfältige und aktivierende Pflege zu vermeiden. Es wird dagegen meist aufwendiger, eingetretene Schäden (z.B. Kreislaufregulationsstörungen, Teilversteifungen, Dekubitus) zu bessern. Intensive Rehabilitationsprogramme setzen Belastungsfähigkeit voraus, um aktivierend größere Selbständigkeit zu erreichen. Wenn nicht genügend belastet werden kann, ist kein Erfolg zu erwarten; bei Überschreitung der individuellen Grenzen können Komplikationen auftreten. Rehabilitation sollte daher gerade im Alter gezielt durchgeführt werden und nicht unnötig durch schlecht definierte „allgemeine Maßnahmen" ergänzt oder gar ersetzt werden. Bei Durchführung der Rehabilitaion sind die jeweils vorhandenen therapeutischen Möglichkeiten, die notwendigen Kontrolluntersuchungen und die soziale Situation in Erwägung zu ziehen. Ein Alleinstehender wird eher einer stationären Rehabilitation zuzuführen sein als ein gut Betreuter. Ein Selbsthilfetraining muß stationär durchgeführt werden, wenn kein Beschäftigungs- und Arbeitstherapeut zur Verfügung steht, der regelmäßig in die Wohnung kommen kann."

2. Die Pflege innerhalb der eigenen Familie mag als erstrebenswert angesehen werden und ist es auch dort, wo sie geleistet werden kann. Je länger aber der Pflegezustand dauert, je weniger Familienmitglieder daran beteiligt sind, desto schwieriger ist das zu leisten. Wenn die Wohnverhältnisse ungünstig sind, wenn die pflegende(n) Person(en) der Aufgabe körperlich oder psychisch nicht oder nicht mehr gewachsen sind, hat aus meiner Sicht diese Möglichkeit ihre eindeutige Grenze.

3. Mobile, ambulante Dienste versorgen alte Menschen in ihrer Wohnung. Es kann so für Essen gesorgt werden, hauswirtschaftliche Erledigungen (Einkauf, Wäsche, Putzen) werden bei Bedarf übernommen, ebenso die Körperpflege.

Je nach Modell und Träger wird dies bezahlt von den Betroffenen selbst, von der Krankenkasse oder anderen Einrichtungen (Kirche, Wohlfahrtsverband, DRK). Voraussetzung ist natürlich eine weitgehende Selbständigkeit und ausreichende soziale Kontakte. Aus Kostengründen müssen sich die Einsätze weitestgehend auf ihren Zweck beziehen und lassen außer diesen Verrichtungen nur äußerst begrenzt eine weitere, etwa psychische, Unterstützung zu.

Alleinstehende haben dann außer in diesen vielleicht 1-2 Stunden täglich (und das nur werktags) keinen Kontakt, die Selbständigkeit wird eingeschränkt durch die Tatsache, daß die Wohnung kaum noch verlassen werden muß. Medikamente werden von geistig Verwirrten falsch eingenommen, was zu lebensbedrohenden Zuständen führen kann, und im Notfall ist fast immer Hilfe sehr schwer herbeizuholen.

4. Wohngemeinschaften (WG) von Senioren entstehen erst vereinzelt. Ich halte dies für eine gute Einrichtung, die der Vereinsamung entgegenwirkt, zudem schnelle Hilfe in Notfällen verspricht. Aber sie hat ihre speziellen Probleme: Die Bewohner sollten sich weitgehend verstehen und zum Konsens fähig sein (wieviele WGs mit jungen, eigentlich flexiblen Menschen sind schon allein an der Frage des Spülens gescheitert), sie müssen recht selbständig sein, denn ein schwerer Pflegefall ist für Mitbewohner körperlich und psychisch wohl kaum tragbar. Beim Zustandekommen einer WG ist sicherlich auch eine Betreuung und Beratung, etwa durch Sozialarbeiter, sinnvoll.

5. Kleine private Heime bieten so etwas wie eine etwas größere Wohngemeinschaft mit Pflegemöglichkeit, also einen privaten Rahmen, darüber hinaus aber wenig. Aus Kostengründen müssen sie mit einem Mindestaufwand an Personal auskommen, Therapien oder Außenaktivitäten können vom Heim meist nicht geboten werden, so daß auch hier die Zielgruppe weitgehend noch selbständige alte Menschen sind.

6. Zudem gibt es zahlreiche Varianten, Versuche, Altenwohnungen mit anderen Einrichtungen, meist mit gesunden oder behinderten jungen Menschen, zu koppeln, oder überhaupt zu einem urbanen Wohnen zu kommen, wo „Großfamilie" simuliert wird.

Ich halte jeden Versuch für erstrebenswert, hier nach Möglichkeiten zu suchen. Alles, was die Umwelt überhaupt menschenfreundlich macht, ist zu begrüssen. Es läßt sich ohnehin nicht leicht trennen: eine kinderfreundliche Umgebung etwa ist weitgehend ebenso altenfreundlich, und auch ich, nicht mehr Kind und noch nicht alt, fühle mich in angenehmer Atmosphäre besser aufgehoben, dies betrifft alle Bereiche: Privatsphäre, Wohnen, Arbeit, Verkehr etc.

Obwohl ich jede positive Entwicklung befürworte, sehe ich keine Alternative zum großen Pflegeheim, jedenfalls keine, die diese Heime überflüssig machen könnte.

Die Zunahme der aufgrund körperlicher oder geistiger Erkrankungen stark pflegebedürftigen Personen bei gleichzeitiger Abnahme familiärer Bindungen (wie schon beschrieben), machen Pflegeheime auch weiterhin notwendig.

Durch Alternativen entsteht ein eigener Komplex: die zugrundeliegenden Ideen werden mit der Zeit in die Heime selbst getragen und unterstützen dort eine Humanisierung, beispielsweise eine Entwicklung von Schlafsälen hin zu individuellen Einzelzimmern. Dies heißt, es können weniger Pflegebedürftige untergebracht werden, das wiederum führt zu wesentlich geringeren Einnahmen, die durch höhere Pflegesätze oder Personaleinsparung aufgefangen werden müssen. Also besteht Gefahr, daß Humanisierung auf der einen Seite zu Ent-Humanisierung auf der anderen führen kann (Bettzipfel-Prinzip).

Und die Unterbringung von geringer Pflegebedürftigen in Alternativ-Einrichtungen führt zur stärkeren Ghettobildung in den Heimen durch das Fehlen noch aktiver Bewohner.

Nun ist es nicht Sinn dieses Abschnittes, die eine oder andere Seite zu verdammen oder hochzuloben. Aufzeigen will ich nur Punkte (und dies sind sicher noch nicht alle), die beachtet werden müssen, die Lösungen verlangen. Und das geht am besten in Gegenseitigkeit. Wir Ergotherapeuten sitzen ja nicht in einer Welt, die an den Wänden unserer Abteilung endet. Wir müssen die Zusammenhänge zumindest grob sehen, um die Basis unserer Arbeit zu erkennen, und wir müssen unser Mögliches zu sinnvollen Veränderungen beisteuern. Und schließlich sind wir ja (vielleicht nicht in jeder Einrichtung) an Entscheidungsprozessen beteiligt: wie kann man Frau/Herrn X. in eine Altenwohnung „entlassen", welche Probleme müssen wir dabei bedenken. Oder: können wir innerhalb des Heimes die Situation von Frau/Herrn Y dem gebesserten Zustand anpassen (Einzelzimmer, Übernahme von Aufgaben).

An diesen Entscheidungen kann sich der Ergotherapeut nur dann kompetent beteiligen, sofern er weitgehende Kenntnisse des geriatrischen Bereichs über seinen Arbeitsplatz hinaus hat.

2. Aspekte der Ergotherapie im Heim

2.1. Die Situation der Ergotherapie

Im Laufe der Zeit hat sich die Stellung und der Aufgabenbereich der Ergotherapie im Pflegeheim deutlich verändert und ist noch in Veränderung begriffen.

Ein deutlicher Zusammenhang besteht zwischen Einstellung zum Alter und dem Ansehen der Bedeutung von Therapien. Sofern der alte, pflegebedürftige Mensch gesellschaftlich als lästig angesehen und keine Perspektive mehr erkannt wird („der stirbt ja sowieso bald"), ihm nur aus diffus ethisch-moralischen Gründen Versorgungsanspruch zugebilligt wird, gibt jede Therapie (außer etwa der medizinischen Ruhigstellung) keinen Sinn, da sie ja nicht nur als überflüssig angesehen wird, sondern zudem auch einen bestimmten Aufwand an Personal und Kosten verlangt. Diese Einstellung war früher (diesen Begriff lasse ich so ungenau stehen) gängig, auch heute ist sie noch zu finden, teilweise auch unterschwellig vertreten.

Welche Fakten zu einer Wandlung der Meinung beitragen, ist kaum nachzuvollziehen, nennen kann ich aber z.B. die Überlegung vieler (mit Heimen konfrontierten) Menschen: wie möchte *ich* später alt sein. Wichtig sind sicher auch verschiedenste medizinische, psychologische, soziologische Untersuchungen, die eine positive Beeinflussbarkeit körperlicher, geistiger, psychischer, sozialer Mängel auch im Alter beweisen oder eine Wahrscheinlichkeit belegen. Hier fliessen empirische Erkenntnisse mit ein, denn eine unmittelbar ans Alter geknüpfte Einschränkung ist schwer einsehbar, wenn andererseits 95jährige Leistungssport betreiben oder zu geistigen Leistungen fähig sind. Wichtig sind natürlich auch organisierte alte Menschen (etwa „Graue Panther"), die zeigen und sagen: wir haben Bedürfnisse und Erwartungen. Wichtig ist auch der Kostenfaktor, durch den jeder Versuch sinnvoll wird, die Selbständigkeit zu erhalten und zu verlängern. Wichtig sind auch Veränderungen in anderen Bereichen (wie der Psychiatrie). Und wichtig ist der Arbeitsmarkt, der viele in soziale Berufe drängen läßt, wo allerdings die scheinbar attraktiven Bereiche (Pädiatrie, Rehabilitation) schon weitgehend gesättigt sind, so daß als Ausweg offene Stellen in der Geriatrie sich anbieten, in denen dann weiter aktivierend gewirkt wird.

An vielen Pflegeeinrichtungen entstanden aber zunächst die Bastelstuben, geführt oftmals von Pflegekräften, die wegen körperlicher Beschwerden auf Station nicht mehr eingesetzt werden konnten. Ich will dies nicht belächeln oder abwerten, es war wenigstens zu einer bestimmten Zeit ein Schritt vorwärts. Einem therapeutischen Anspruch konnten diese Einrichtungen allerdings nur im geringen Maße gerecht werden. Es fehlte einfach eine therapeutische Schulung und ein umfangreiches therapeutisches Instrumentarium. Heute ist eine Situation gegeben, in der recht viele ausgebildete Ergotherapeuten „auf den

Markt" drängen, zwangsläufig auch mehr und mehr in den geriatrischen Bereich. Dort finden sie mittlerweile auch für ihre neuen Ideen teilweise fruchtbaren Boden, durch den Wunsch nach „aktivierender Pflege", durch engagierte Heimleiter, Heimärzte und Pflegepersonal. Und sofern dann therapeutisches, hier speziell ergotherapeutisches Einwirken Erfolge zeigt, entsteht auf Dauer neuer Ansporn für weitere Therapie, Ansporn aber vor allem für Heime, die noch zögern, derartiges überhaupt anzubieten.

Es sollte ein Anliegen sein, die Ergotherapie zu einer ernstzunehmenden Abteilung im Heim zu machen. Vom Ansehen dieser Therapieform, aufgrund von Erfolgen und ihrer Darstellung, hängt die Stellung der Ergotherapie im Heim ab. Dieses wiederum ist von Bedeutung für die Arbeit der Therapie überhaupt, für eine Weiterentwicklung und Optimierung für den Bewohner. Andersherum einfach gesagt: ein schlechtes Ansehen der Ergotherapie, etwa ein Basteltanten-Image, blockiert oder hemmt jedes Vorantreiben therapeutischer Bemühungen.

Darüber hinaus kann ein positives Ansehen (das natürlich mit positiven Inhalten verknüpft ist), sofern es nicht „im Verborgenen blüht", zu einer Entwicklung im geriatrischen Bereich beitragen. Diese sollte man sich aber nicht sprunghaft vorstellen, wie: „Hoppla, jetzt komm ich" - und kurz darauf gäbe es überall wunderbare neue Therapieangebote.

Aber sehen wir uns die Aufgaben etwas näher an:

1. Therapeutisches Einwirken auf funktionelle Störungen auf körperlichem, geistigen und emotionalen Gebiet, ggfs. mit Hilfsmittelversorgung und Selbsthilfetraining. Hierbei ist der Therapeut umfassender verschiedenen Krankheitsbildern konfrontiert als in wohl allen anderen Fachbereichen (in denen dafür spezieller, gezielter therapiert werden kann).

2. Rehabilitation. Meist ist als Ziel nicht die Wieder - Eingliederung möglich, aber alle Maßnahmen, die geeignet sind, ein menschenwürdiges Dasein in den letzten Lebensjahren und trotz Heimunterbringung zu erreichen. Beispiel: Förderung des Zurechtfindens in der Umgebung, Eingliederung in Gruppen, Selbsthilfemöglichkeiten, Vermittlung von positivem Erleben, Strukturierung des Tagesablaufes, allgemeine Aktivierung.

3. Begleitung bei fortschreitenden Alterungsprozessen/Krankheiten. Hier ist auch die Möglichkeit gegeben, die Aufmerksamkeit des Bewohners wenigstens zeitweise von seiner Situation abzulenken, parallel dazu kann, etwa im Einzel- oder Gruppengespräch, die Auseinandersetzung mit der Lage (z.B. Angst vor Krankheit und Tod) und Ermutigung stattfinden.

4. Beobachtung des Bewohners, um in Zusammenarbeit mit den anderen Fachbereichen im Heim positiv therapieren zu können. Es lassen sich hier Hinweise geben, etwa an die Pflege, Ärzte, Hauswirtschaft, Sozialdienst, Pfarrer usw., aber auch von jenen verwertbare Beobachtungen empfangen,

die in fruchtbare Arbeit umgesetzt werden können. Äußerungen des Bewohners und seine Tätigkeit in der Ergotherapie lassen oft Rückschlüsse auf seine körperliche und psychische Verfassung zu, auf die der Therapeut dann näher eingehen kann.

5. Schaffen einer möglichst entspannten Atmosphäre, sozusagen einer „Wohnzimmer-Atmosphäre", die trotz des geschäftigen Äußeren dem Bewohner Geborgenheit vermittelt und eine Abwechslung zur Station und der ursprünglichen Heimumgebung bietet. Besonders wichtig ist das als Grundlage einer psychisch-sozialen Therapie, aber auch für jede funktionelle Therapie dient dies als Ausgangsbasis.

Wegen der vielfältigen Krankheitsbilder können und müssen wir auf Erfahrungen, Konzepte und Therapieformen aus allen anderen ergotherapeutischen Bereichen zurückgreifen, denn wie bereits gesagt, sind ja nur wenige Krankheiten altersabhängig, bei vielen verlagert sich nur die Problematik.

Ich nenne 2 Konzepte:

Am Bobath-Konzept kommt man heute in der Geriatrie kaum vorbei. Zwar ist es entwickelt für neurologisch gestörte Bewegungen bei Kindern, und zwar ist es fast aussichtslos, einen entsprechenden Kurs zu belegen (Wartezeiten von mehreren Jahren), doch sollte man sich mit der Idee des Konzeptes befassen, es gibt Bücher des Ehepaares Bobath, das Buch „Ergotherapie bei Hemiplegie" richtet sich nach deren Erkenntnissen. Für Krankengymnasten gehört dieses Konzept vielfach zum Standard. Ich will nicht die Blickrichtung auf Bobath fixieren, doch kann eine wachsende Kenntnis vorteilhafte Arbeitsergebnisse in der Arbeit mit neurologisch erkrankten alten Menschen bringen.

Ein weiteres Konzept ist die sensorische Integration von Ayres, auch dies auf Kinder bezogen. Sie behandelt pathologische Wahrnehmungsstörungen bei Kindern mit ihrer Methodik, die für alte Menschen nicht übernommen werden kann, aber mit dazu beitagen kann, die Wahrnehmungsstörungen im Alter (die nur bedingt auf Hirnathrophie zurückgeführt werden sollten) zu erkennen, zu verstehen und zu eigener Methodik anzuregen. Bestimmt ist es sinnvoll, sich andere Methoden, Testverfahren anzusehen, auf ihre Anwendbarkeit zu prüfen und gegebenenfalls für den geriatrischen Bereich und seine Klientel zu adaptieren.

Der Ergotherapeut muß nicht nur direkt am Bewohner oder Patienten wirken, durch multiplikatorische Arbeit kann er mithelfen, anderen Mitarbeitern (Pflegekräfte, Schüler z. B.) Möglichkeiten zu zeigen (oder mit ihnen zu entwickeln), weitergehend positiv für den Bewohner da zu sein; Anregung zu Gruppenaktivitäten ist eine Möglichkeit.

Trotz eines vielseitigen fachlichen Unterbaus hat die Ergotherapie oft ein unernstes, spielerisches äußeres Erscheinungsbild.

Auf einiges möchte ich hinweisen:

Sofern es möglich ist, sollte eine therapeutische Einwirkung auch bei sehr geringfügiger Hoffnung auf Besserung oder Unterstützung geleistet werden, aber ohne den Bewohner zu bevormunden.

Stabilität sollte nicht der wichtigste anzustrebende Faktor sein, denn auch im Alter ist das Leben prozeßgebunden. Es kann also alles zugelassen werden, was an Lebensäußerungen gezeigt wird, auch Tränen, Unsicherheit, Ängste usw. Im allgemeinen verlangt das eine erhöhte emotionale Kraft - wer von uns hat schon gelernt, Weinen, Trauer zu ertragen. Ich halte deshalb auch alles übervorsichtige Vermeiden von kritischen, schwierigen Dingen (kontroverse Gepräche, Singen trauriger Lieder u.a.) für unnatürlich. Wenn allerdings durch das therapeutische Vorgehen Probleme an die Oberfläche geraten, soll auch Zeit und Gelegenheit gegeben sein, diese zu bearbeiten, erträglich zu machen.

Ein Pflegeheim ist nicht zwangsläufig eine geistig sterile Oase der Ruhe, sondern muß als zumeist letzter Lebensraum das Beenden des Menschendaseins auf natürliche, würdige Art ermöglichen. Dazu beizutragen, ist auch Anspruch des ergotherapeutischen Eingreifens.

2.2. Gestaltung der Zusammenarbeit

Wie in anderen Bereichen auch, sollte der Ergotherapeut im Pflegeheim seine Arbeit durch Kontakte bereichern bzw. ihr durch sie die Grundlage bieten. Hier weise ich auf einige wesentliche Gruppen hin, mit denen die Zusammenarbeit unerläßlich ist:

Ärzte

Für eine sinnvolle Therapie ist eine Absprache, ein regelmäßiger Informationsaustausch wesentlich. Die Vielzahl der Krankheitsbilder, poisitive oder negative Entwicklungen erhöhen die Notwendigkeit des Kontaktes. Es müssen ergotherapeutisch relevante Daten zur Verfügung stehen, die auch aus der Akte entnommen werden können, doch darüber hinausgehende Gespräche zur Behandlungsplanung müssen stattfinden. Der Therapeut muß über Veränderungen der Therapie informiert sein, der Arzt Rückmeldung zur Entwicklung des Bewohners erhalten, Facharztbesuche (Augen/Ohren) können vom Ergotherapeuten angeregt werden, er kann auch Auswirkungen einer bestimmten Medikation mitteilen, die gerade in seinem Bereich besonders deutlich wird, vielleicht kann eine Verlegung angeregt oder gemeinsam eine Entlassung besprochen werden.

Wie diese Zusammenarbeit gestaltet wird, liegt an den Beteiligten. Eine regelmäßige Teambesprechung ist sinnvoll und möglich, aber ebenso machbar ist eine sporadische, bedarfsorientierte Kontaktaufnahme, sofern die Terminierung kurzfristig klappt. Hier ist es besser möglich, sich auf die den Ergotherapeuten betreffenden Dinge zu konzentrieren. Das hängt auch von der Größe der Einrichtung bzw. des zu betreuenden Bereichs ab.

Pflege

Der Kontakt zur Pflege ist recht intensiv zu halten, da eine häufige (u.U. tägliche) Zusammenarbeit gegeben ist, hier sind alle organisatorischen Probleme zu besprechen, Rückmeldungen über Patienten zu erhalten und zu geben („Herr X. ist heute recht abwesend" „Frau Y. war heute außergewöhnlich konzentriert in der BT", „wie hoch ist grad die Dosierung mit Neuroleptika" etc.), also Kurzmitteilungen, die in ihrer Summe aufschlußreich sind. Es muß dafür gesorgt werden, daß die Bewohner gebracht werden, man erhält Informationen über neue Bewohner, die zur Ergotherapie geeignet sind, teilt mit, warum zur Zeit eine Therapie unterbrochen werden muß. Im übrigen gilt weitgehend, was auch für die Arzt-Kontakte wichtig ist, daß nämlich z.b. auch Untersuchungen angeregt werden, die notwendig erscheinen. An anderer Stelle habe ich es bereits vermerkt: Es kann durchaus sein, daß bestimmte Probleme von Bewohnern unbemerkt oder ungelöst bleiben, weil sie nicht auffallen, etwa das Problem der Kurzsichtigkeit. Auf Stationen fällt sie vielleicht nicht auf, weil keine entsprechenden Tätigkeiten vorgenommen werden, eine augenärztliche Routineuntersuchung findet nicht statt, bei Bewegungsübungen in der Krankengymnastik fällt der Bewohner ebensowenig auf, so daß erst der Ergotherapeut davon Kenntnis hat und sich nicht scheuen sollte, entsprechende Mitteilung zu machen; für andere Probleme gilt das Entsprechende.

Sozialdienst / Fürsorge

Die Informationen, die hier zu erhalten sind, die Möglichkeiten des Austausches können eine regelmäßige oder wenigstens sporadische Zusammenarbeit sinnvoll erscheinen lassen. Während der Arzt über medizinische Informationen verfügt, ist die Kenntnis des Sozialdienstes (in welcher Form er auch angeboten wird) ausgerichtet auf Faktoren aus dem sozialen Bereich. Es ist zu erfahren, ob Angehörige, Freunde u.ä. vorhanden sind, ob regelmäßig oder keine Besuche stattfinden, ob besondere Problematiken in diesem Bereich vorliegen. Mit dem Sozialdienst kann auch gemeinsam eine Kontaktmöglichkeit außerhalb des Heimes angebahnt werden oder auch die Einrichtung einer Altenwohnung und anderes. Auf Zuweisung eines anderen Zimmers kann hingewirkt werden, u.U. kann eine gemeinsame, übergangsweise Betreuung zu Hause arrangiert werden, auch kann Einfluß auf die Aufhebung einer Vormundschaft genommen werden.

Verwaltung

Die Verwaltung, als Heimleitung, Geschäftszimmer, Wirtschaftsbüro u.a. fasse ich zusammen. Die Zusammenarbeit ist faktisch Voraussetzung der Tätigkeit und die Handhabung so unterschiedlich, daß nähere Hinweise kaum gegeben werden können. Sie ergibt sich aus der täglichen Arbeit und mag in jedem Heim unterschiedliche Gewichtung haben, je nachdem, wie die Aufgaben verteilt sind. Doch ist hier einer der Schlüsselpunkte, da etwa die Finanzierung über die Verwaltung läuft, bestimmte Vorhaben des Ergotherapeuten können unterstützt oder blockiert werden, und schließlich kann man gemeinsam an einem Gesamt-Konzept der Einrichtung arbeiten oder Projekte erstellen, die der Weiterentwicklung zum Wohle der Bewohner dienen.

Kulturkreis, Freundeskreis, Kirche

Ich erwähne einige Bereiche, die bei uns existieren, aber nicht überall bestehen, eventuell auch in veränderter Form. Die Zusammenarbeit mit der Ergotherapie kann erwünscht sein, aber wenn diese Kreise selbständig arbeiten, so ist doch eine gegenseitige Kenntnis und lockere Verbindung dazu sinnvoll, allein schon, um Termine abzusprechen, aber auch um Anregungen auszutauschen.

Der Kulturkreis ist ein Zusammenschluß von Heimbewohnern, die an kultureller Betätigung interessiert sind, d.h. zusammen lesen, Konzerte oder Theater besuchen, Musik machen, Gedanken austauschen und anderes mehr. Sie werden dabei unterstützt von einer Bibliothekskraft (wir haben eine kleine Bücherei) und 2 Zivildienstleistenden, in anderen Heimen kann das vielleicht die Ergotherapie initiieren, die Schwerpunkte und Aktivitäten richten sich nach dem Interesse der Bewohner.

Die Idee des Freundeskreises eines Pflegeheims setzt sich immer mehr durch, es handelt sich um einen Zusammenschluß aktiver und passiver Unterstützer aus allen Bereichen. Ehrenamtliche Mitglieder statten regelmäßig den Bewohnern Besuche ab (besonders wenn sonst keine Kontakte bestehen), veranstalten Aktivitäten aller Art, darüber hinaus kann (je nach Finanzlage des Fördervereins) finanzielle Hilfe spontan und unbürokratisch gegeben werden, die die Verpflichtungen des Heimes nicht aufhebt, aber ein ganz wichtiger Zusatz sein kann (bei uns etwa: Spende eines Behinderten-Busses für Ausfahrten und vieles mehr).Auch hier sollten Termine abgestimmt werden.

Die Kirche ist wohl in jedem Heim vertreten, es werden Bibelstunden und Gottesdienste veranstaltet, teilweise auch von kirchlichen Gruppen Besuchsdienste durchgeführt. Es ist auf sich überschneidende Veranstaltungen zu achten, aber auch zeitweilige gemeinsame Durchführung ist denkbar.

Darüber hinaus mag es viele verschiedene Möglichkeiten geben, mit bestimmten Gruppen oder Einzelpersonen ergotherapeutisch nutzbare Kontakte zu pflegen. Die Beispiele sollen nur Aufmerksamkeit erregen, es kann ja statt des Kulturkreises eine Seniorensportgruppe geben, statt kirchlicher Gruppe einen sozial engagierten Verein in der Nähe.

Bestehende Aktiviäten können von Ergotherapeuten gepflegt, aber auch neue geschaffen werden. Wesentlich ist nur der Schwerpunkt auf der Therapie und die Begrenzung eigener Beteiligung an Unternehmungen, denn der Therapeut kann kaum für alles zuständig sein.

2.3. Techniken der Ergotherapie

Grundsätzlich besteht beim Einsetzen einer ergotherapeutischen Werktechnik nicht die Notwendigkeit, ein Produkt herzustellen. Die Technik wird als Medium gebraucht, um Ziele zu erreichen. Diese sind weitreichend. Sie beinhalten die Funktion der Ablenkung, des Erfolgserlebnisses (d.h. „meine Tätigkeit, mein Dasein ist sinnvoller als ich denke" - hier allerdings steht das Endprodukt im Mittelpunkt), es ist eine funktionelle Behandlung denkbar, schließlich kann über das Erklären der Technik ein tiefergreifendes Gespräch eingeleitet werden. Das Anwenden bestimmter Techniken hängt von mehreren Faktoren ab, bei den Vorüberlegungen müssen krankheitsbedingte oder statusentsprechende Kontraindikationen berücksichtigt werden.

Werktechniken wie Peddigrohr, Leder, Holz, Weben, Malen, Ton etc. sind, verbunden mit medizinischen und sozialen Aspekten, die berufsbedingte Grundlage der Ergotherapie.

Denkbar ist aber auch der Einsatz anderer Mittel, etwa der Musik, die in der Regel wesentlich zur Entkrampfung beitragen kann und damit therapeutisches Wirken unterstützt.

Ob es sich um Anhören von „Konserven" - Musik, freies Musizieren mit rhythmischen Instrumenten, Singen von Liedern, Bewegungsübungen zu Musik, gemeinsames Hören von Konzerten o.ä. handelt, ist abhängig von der jeweiligen Interessenlage der Gruppe. Wichtig scheint mir einerseits das oft starke positive Erleben, andererseits die spielerische Öffnung für eine Behandlung zu sein; also einmal der emotionale, dann aber der körperliche und geistig funktionelle Bereich.

Im ähnlichen Sinne lassen sich auch Gespräche, Spaziergänge, Freizeitveranstaltungen dem ergotherapeutischen Anspruch in der Geriatrie zuordnen. Wesentlich ist dabei die Frage, die lauten kann: Was will ich warum erreichen? Die Beantwortung stellt sich umfassender dar und läßt sich nicht grundsätzlich klären, aber einige Anmerkungen dazu will ich doch machen.

2.4. Therapeutisches Selbstverständnis

Jedenfalls ist Klarheit über das Selbstverständnis, nicht nur des Therapeuten, von Bedeutung für die Beantwortung. Möglicherweise ist eine gewonnene Klarheit sogar nur vorübergehend, um dann erweiterter Erkenntnis Platz zu machen, trotzdem sollte danach geforscht werden, warum man etwas tut, was man tut, wie man es tut.

Es sind auf der einen Seite Bewohner vohanden, die Hilfe benötigen, das ist noch recht eindeutig zu erkennen. Schwieriger zu beantworten ist die Frage, warum ich diese Hilfe leisten will, die ja meist mit unerfreulicher Arbeit und einer nicht übermäßigen Bezahlung verbunden ist: Habe ich einen christlichen, dienenden Anspruch an mich; will ich nur irgendeinen sozialen Job; bin ich da nur „so reingerutscht"; will ich, daß meine Persönlichkeit inmitten der kranken Menschen besser zur Geltung kommt (Aufwertung); sehe ich eine Notwendigkeit, daß möglichst viele Menschen helfen, also auch ich; hoffe ich, meine Angst vor Krankheit und Tod kompensieren zu können?

Um ein Beispiel herauszugreifen: Ich denke, es ist in Ordnung, wenn jemand sagt: ich finde zur Zeit keinen besseren Job, doch obwohl dies nicht meinen Wunschvorstellungen entspricht, setze ich mich nach besten Kräften ein und leiste Hilfe, so gut ich kann. Wird ein solcher Grund aber verschleiert und andere, unechte Gründe vorgeschoben, wird die Arbeit leicht zweifelhaft, unehrlich, vielleicht werden unbewußt Aggressionen entwickelt, die zur schlechten Behandlung des Bewohners führen (können).

Es sollte daher darauf verzichtet werden, ein unechtes Verhalten anzunehmen. Ich kann und sollte die eigene, echte (authentische) Persönlichkeit mit einbringen einschließlich der positiven und negativen Eigenschaften (d.h. aber nicht ausleben, sich gehen lassen); Das Spielen von zwar erwünschten, aber tatsächlich nicht vorhandenen Eigenschaften kostet in der Regel sehr viel Kraft und bringt Spannungen, die dämpfend wirken und so den Bewohnern wenig nützen. In diese Überlegungen mit einzubeziehen ist natürlich auch der Anspruch der Bewohner an die Mitarbeiter; die Ansprüche sind sehr unterschiedlich, in jedem Einzelfall ist zu prüfen, wie weit ich dem Anspruch gerecht werden kann und will.

Verzichtet werden soll auf alles Pauschale, wie: Ich mache das so, weil es laut dem oder dem Buch in dieser Situation richtig ist. Oder: Ich weiß als Fachkraft am besten, was für den Bewohner am besten ist. Solche Aussagen sollten immer sorgfältig mit der Realität verglichen werden.

Einen Punkt will ich noch erwähnen: als therapeutisches Personal wird man als Bezugsperson leicht zum Einsatz für verlorengegangene Beziehungen, so eine Art Familienersatz. Bis zu einem gewissen Grad ist das in Ordnung, aber auch heikel. Die Grenzen sollten deutlich gemacht werden. Auch sie sind natürlich nicht starr, aber ich muß mir vorher klar darüber werden, welche Form der Beziehung ich eingehe, um keine falschen Vorstellungen zu wecken.

2.5. Entwicklungsphasen der Bewohner und Therapieformen

Vor jeder Aktivität habe ich zu überlegen: arbeite ich mit einer Gruppe oder einem Einzelpatienten? Oftmals ergibt sich die Lösung bereits aus der Aufgabenstellung, der Verordnung. Eine funktionelle Behandlung im Bett etwa läßt sich nicht in Gruppenarbeit durchführen. Auch Stehübungen, Balanceübungen, Konzentrationsübungen sind kaum in Gruppen vorstellbar, ebensowenig ein Selbsthilfetraining. Hier ist dann die Entscheidung eindeutig zugunsten der Einzeltherapie. Bei Gruppentherapie ist oft der Weg anders herum: ich suche für bestimmte Werktechniken, für bestimmte geplante Aktivitäten Bewohner, für die das Mitmachen in der betreffenden Gruppe sinnvoll, erfolgversprechend ist.

Wenngleich auch in der praktischen Arbeit die Gruppenangebote überwiegen, muß eine gute Therapieeinrichtung im Heim auch Einzeltherapie anbieten.

Zur Übersicht gliedere ich die Zustände der Bewohner in Phasen:

Phase I:
Der Bewohner ist bettlägerig, aufgrund körperlicher oder geistig-seelischer Erkrankung nicht oder kaum motivierbar, an der weiteren Umwelt wenig interessiert.

Phase II:
Der Zustand des Bewohners bessert sich. Körperlich/psychisch wird er etwas aktiver, bekommt Zuversicht.

Phase III:
Der Bewohner kann aufstehen und sich im Zimmer und auf der Station bewegen, ist belastbar.

Phase IV:
Eine relative Selbständigkeit ist erreicht. Der Radius der Aktivitäten erweitert sich, der Bewohner ist nicht mehr an die Station gebunden, es besteht recht starkes Interesse.

Phase V:
Der Bewohner hat den größtmöglichen Grad der Unabhängigkeit erreicht. Er kann nach Hause oder in eine Altenwohnung, Wohngemeinschaft u.ä. entlassen werden. Bestehen solche Möglichkeiten nicht, hat er innerhalb des Heimes alle Möglichkeiten bei geringstem Maß an Betreuung.

Diese Phasen sind willkürlich und sprechen nur sehr pauschal alle Krankheitsbilder an. Im Einzelnen ist das differenzierter zu sehen. Deutlich machen soll diese Auflistung, daß bei Bewohnern eine Entwicklung stattfinden kann, an der der Ergotherapeut auf verschiedene Weise beteiligt ist.

In Phase I - III wird er Einzeltherapien einsetzen, Selbsthilfetraining durchführen, den Bewohner psychisch stabilisieren, Motivationsversuche unternehmen.

In Phase IV - V wird er Gruppen anbieten, in die der Bewohner integriert wird, wo aber meist auch Therapieziele noch weiter verfolgt werden, unter Umständen beteiligt sich der Therapeut an Veränderungen.
Dazwischen gibt es Übergangsphasen, in denen Einzeltherapie gemacht wird, aber auch schon Integration in Gruppen stattfindet. Der Weg von Phase I bis

Phase V ist idealistisch gesehen, manche Bewohner kommen über die Phase I nicht hinaus, andere machen eine rückläufige Entwicklung hin zur Phase I.

Trotzdem ist die Zahl der Bewohner relativ groß, die eine positive Entwicklung durchmachen können, zwar nicht immer den optimalen Zustand erreichen, vielleicht aber einen, den man als befriedigend (im Vergleich zum vorherigen) bezeichnen kann. An welchen Stellen die Ergotherapie an der Entwicklung beteiligt ist, richtet sich nach dem Heim, z.B. seinem Personalstand. In Phase I ist vor allem das Pflegepersonal angesprochen, die Tätigkeit des Ergotherapeuten beschränkt sich auf kurze Besuche, erste Ansprache.

In Phase I und II sind auch passive und aktive Bewegungsübungen indiziert, die von Krankengymnasten und Physiotherapie gemacht werden, nur in Sonderfällen, etwa bei nicht vorhandenen KG's, wird die Ergotherapie dies mit übernehmen.

Die eigentliche Arbeit setzt in Phase III ein, hier in Einzeltherapie. Selbsthilfetraining beginnt in Phase II, ist aber sehr zeitaufwendig, so daß es aus personellen Gründen in Pflegeeinrichtungen zu wenig zur Anwendung kommt. Dabei kann es eine Besserung beschleunigen und das Stations-Personal entlasten.

In Phase IV und V wird gezielte Einzeltherapie noch als begleitende Maßnahme vorgenommen, ansonsten wird in Gruppen gearbeitet. Das kann heißen, daß Einzeltherapien, die jetzt in verschiedene Werktechniken münden, im gemeinsamen Rahmen durchgeführt werden, es kommen dann noch kommunikative und strukturelle Aspekte hinzu. Das kann auch heißen, daß auf die Einzeltherapie (in diesem Rahmen) weitestgehend verzichtet wird, weil Funktionen soweit hergestellt wurden, daß sich andere Anforderungen ergeben, nämlich Vermitteln von Geborgenheit, soziale Eingliederung, Anbahnung von Kontakten, Förderung von Kommunikation, Schwerpunkte setzen im Tages- oder Wochenablauf.

Das Mitwirken in einer Gruppe sollte für den Bewohner erstrebenswert sein, so kann die Möglichkeit, demnächst in der Gruppe mitzumachen, als Motivation bei Einzeltherapie dienen.

Gruppenarbeit in der Ergotherapie ist ein sehr wichtiger Faktor im Pflegeheim. Für viele Bewohner ist hier eine Möglichkeit, sich für vielleicht 2 Stunden zu entspannen, entfernt zu sein von den Mitbewohnern auf Station, die schreien, schimpfen, ständig das Gleiche reden, Speichelfluß haben oder irgendwie abstoßend wirken auf diejenigen, die besser dran sind. Diesem Bedürfnis muß auch Rechnung getragen werden, denn wenn die Atmosphäre in der Ergotherapie sich von dem Leben auf Station nicht unterscheidet, sinkt zwangsläufig die Bereitschaft, an der Gruppe teilzunehmen. Und auch wenn man die Bewohner dann zur Teilnahme drängt, ist kein sehr fruchtbarer Boden für eine Therapie gegeben.

Das Nonplusultra ist die ergotherapeutische Gruppe nur bedingt. Kein Therapeut sollte sich den Möglichkeiten verschliessen, die es außerhalb des Heimes gibt: Kirchliche, private oder soziale Treffs, z.b. Teestuben, Altenclubs, regelmäßige Veranstaltungen. Es ist eine wichtige Aufgabe, Bewohner von der Existenz solcher Gruppen in Kenntnis zu setzen. Mancher mag Bedenken haben, daß die Bereicherung der eigenen Gruppen durch aktive Bewohner dann geringer wird, das darf aber nicht zum Argument werden, denn wir arbeiten zum Wohle des Bewohners, und die Außengruppen sind zeitlich oft nachmittags oder abends, so daß eine Teilnahme an ergotherapeutischen Aktivitäten noch möglich ist, der Kontakt über den Bewohner kann neue Anregungen bringen.

Dann gibt es Bewohner, die nicht gruppenfähig sind, die lieber allein etwas unternehmen oder auf Station bleiben. Wenn es sicher erscheint, daß dieser Mensch ernst genommen ist, hat der Therapeut das zu akzeptieren. Ich kenne aber Bewohner, die in einer günstigen Situation überredet werden konnten, bestimmte Aktivitäten mitzumachen (Ausfahrt, Feste z.B.) und dann auch gern und regelmäßig in die Ergotherapie kamen.

2. 6. Die Auswahl des Materials

Neben therapeutischen Gesichtspunkten, die bereits die Wahl der Werktechniken eingrenzen, ist die Materialauswahl wichtig. Zunächst ist zu sehen, ob ich eine „harte" oder „weiche" Technik anbiete. Die Zuordnung mag jedem selbst obliegen. Ich selbst denke bei harten Techniken an diejenigen, die Kraft verlangen, weiche verlangen dementsprechend wenig Kraft, so kann z.B. Leder eher hartenTechniken zugeordnet werden. Ebenso denkbar ist eine Kategorisierung durch warm/kalt. Mir geht es aber nicht um eine bestmögliche Zuteilung in eine Sparte, sondern um Verständnis für die Wirkung eines Materials. Man kann auch vom „Aufforderungscharakter" eines Materials sprechen, es gilt nun herauszufinden, zu welchen Materialien der Bewohner subjektiv tendiert. Ablehnung ist manchmal deutlich zu sehen, das kann sich auf schmierige, klebrige Materialien (Ton, Knetmasse, Salz- oder Kuchenteig) ebenso beziehen wie auf trockene, spröde (Stoff, Holz). Andererseits können natürlich auch bestimmte Stoffe als angenehm bevorzugt werden. Dies sollte der Therapeut beim Anbieten einer Technik berücksichtigen, um einen Erfolg zu unterstützen. Während Kinder beispielsweise sehr spontan auf Empfindungen reagieren „fühlt sich toll an" / „igitt eklig", äußern sich Pflegeheimbewohner selten ähnlich deutlich, Fehleinschätzungen und ungünstige Entscheidungen sind daher leicht möglich.

Außer diesen Tastempfindungen über Hautrezeptoren spielt auch die psychische Empfindung eine Rolle. Denkbar ist der Vergleich von Ton mit Exkrementen seitens des Bewohners, aber auch Arbeiten mit Körnern, Trockenfrüchten, Salzteig, also mit Lebensmitteln, kann auf Ablehnung und Unverständnis stoßen.

Die Empfindungen, die ein Material beim Berühren, beim Verarbeiten auslöst, können ebenso wichtig oder wichtiger sein als das Ergebnis. Deshalb ist mein Bestreben, nur gute und schöne Materialien zu verwenden, selbst wenn absehbar ist, daß das Ergebnis weggeworfen wird. Ich glaube, wir alle sind, mehr oder weniger, auf verwertbare Ergebnisse fixiert. Deswegen soll ganz deutlich werden: wenn jemand einen „katastrophalen" (eben nicht verwertbaren) Topflappen häkelt, so soll ihm während der (manchmal recht langen) Zeit, die er damit verbringt, die Möglichkeit einer guten Empfindung gegeben werden, und zwar durch hochwertiges Material (also reine Wolle). Das gilt auch für Pompons. Entsprechend gilt das für alle Techniken. Ich finde z.B. Acrylglas für Glasmalerei ebenso abscheulich wie das Malen mit verschmutzten, verbrauchten Wasserfarbenkästen.

In dem Zusammenhang steht auch die Wahl von Farben und Mustern (etwa bei Stoffen) und die Wahl der Oberflächenbehandlung. Es sollen so weit wie möglich natürliche, gesundheitsunbedenkliche Stoffe Verwendung finden. Allzu sparsamen Therapeuten oder Abteilungen lege ich das sehr ans Herz. Gerade wenn der Eindruck bestehen mag, ein Bewohner nimmt das nicht richtig war, sehe ich eine therapeutische Notwendigkeit, auch über das Material eine angenehme Atmosphäre zu schaffen, Empfindungen wenn möglich neu zu wecken.

Im etwas weiteren Sinne gehört dazu auch die Gestaltung der Abteilung. Man sollte sich dagegen wehren, wenn sie mit einfachsten, billigen Mitteln ausgestattet werden soll. Eine hochmoderne „Industrie-Einrichtung" scheint mir ebenso unangebracht wie die Möblierung mit „abgelegten" Stücken aus Büros oder anderen Abteilungen. Der Bewohner soll ja gleich beim Eintritt das Gefühl vermittelt bekommen: hier bin ich gut aufgehoben, hier bin ich nicht abgestellt, sondern willkommen. Und wir werden, dies vielleicht auch als Argumentationshilfe, ja dafür bezahlt, um ernsthafte Therapie zu betreiben, die dem Bewohner zugute kommt und darüber hinaus dem Ansehen des Heimes dienlich sein kann. Da sind 10 - oder 20 000 DM für einmalige Anschaffungen oder ein paar hundert Mark pro Jahr für höherwertiges Material doch kaum der Diskussion wert.

2.7. Verwendbarkeit der Produkte

Es ergibt sich bei Werktechniken immer die Frage: wie werden die fertigen Stücke verwertet. Ich sage natürlich da nichts Neues, da der Verkauf fertiger Produkte wohl allgemein üblich ist. Der Vollständigkeit halber sei das noch einmal angesprochen und einige Anmerkungen hierzu erlaubt. Der Bewohner kann das Stück selbst erwerben, und zwar zum reinen Materialpreis. Es liegt wohl fast immer im Ermessen des Therapeuten, ihm das Stück auch kostenlos zu überlassen, besonders bei „Erststücken" oder sozial besonders schwachen

Bewohnern (ein Taschengeldsatz von etwas über 120,— DM im Monat ist nicht besonders hoch und 20,— DM für ein Werkstück dann schon ein „harter Brocken"). Im allgemeinen sollte man die Preise niedrig halten, es sei denn, der Bewohner beginnt mit „Massenproduktion" oder er kauft es für wohlhabende Verwandte/Bekannte. Verkauft werden kann auch „laufend" an Personal oder Besucher, üblich ist auch der 1 - 2mal jährlich stattfindende Basar. Die Handhabung der Etatplanung ist unterschiedlich. Für staatliche Heime besteht die Richtlinie, 20 - 60 % auf den Materialpreis aufzuschlagen. Man widerstehe der Versuchung, guten Gewinn mit dem Verkauf machen zu wollen. Ein Basar soll allen Beteiligten Spaß machen. Wenn jemand für ein relativ schlecht gefertigtes Stück praktisch den Ladenpreis bezahlen muß, erscheint mir das zu hoch. Viele in der Geriatrie gefertigte Sachen sind nun einmal nicht perfekt, das sollte berücksichtigt werden. Gegebenenfalls verkauft man Würstchen, Waffeln, Kaffee, Kuchen usw. nebenher mit Gewinn, oder man stellt eine Spendenkasse extra auf.

Einen kräftigen Weihnachts- oder Sozialzuschlag finde ich abschreckend, wichtiger ist mir, daß die Leute beim nächsten Basar wiederkommen, vielleicht Interesse für Ergotherapie bekommen, etwas über die Bewohner und ihre Arbeit erfahren, Kontakte knüpfen, und sich nicht übers Ohr gehauen vorkommen. Für die Bewohner ist auch weniger die Frage wichtig, wieviel „ihr" Stück jetzt erbracht hat, sondern daß es überhaupt verkauft wurde, stellt ein Erfolgserlebnis dar.

Auch sollte man Mut haben, unschöne Ergebnisse wegzuwerfen, sie machen ein schlechtes Bild der Ergotherapie und der dort tätigen Bewohner und werden ohnehin nicht gekauft. Es ist mir bekannt, daß es Abteilungen gibt, die fast ihren gesamten Etat über den Verkauf regeln müssen. Dies ist unter Berücksichtigung der Aufgaben, Ziele und Möglichkeiten im Bereich Pflegeheim äußerst ungünstig. Auf dieser Basis ist ein sinnvolles Arbeiten aus meiner Sicht nicht möglich, weil dann jede therapeutische Entscheidung vor allem unter wirtschaftlichen Gesichtspunkten fallen muß. So ist von vornherein ein flexibler Therapie-Einsatz blockiert. Daß finanzielle Aspekte auch in Betracht gezogen werden müssen, kann ich nicht bestreiten, doch sollen sie gerade in unserem Bereich weiter hintan stehen.

2.8. Ziele ergotherapeutischen Einwirkens

Im Pflegeheimbereich kumulieren die Aufgaben der Ergotherapie aus anderen Bereichen. Das heißt, der Aufgabenbereich ist eine Summe der Aufgaben aus Orthopädie, Neurologie, Psychiatrie, Rehabilitation, Arbeitstherapie. Berührt werden auch logopädische Aufgaben und Aufgaben des Freizeitbereichs. Wir müssen natürlich berücksichtigen, inwieweit eine Belastbarkeit jeweils möglich ist, wovon die Ziele abhängen. Eine Eingliederung in das Arbeitsleben ist ja nicht indiziert. Wir streben keine achtstündige Vollbeschäftigung an, aber regelmäßige, kurzzeitige Betätigung, und wir wollen die Beweglichkeit der Bewohner fördern, beispielsweise Kontrakturen der Beine lösen, nicht aber unbedingt komplizierte Bewegungsabläufe als Ziel setzen. Folgerichtig setzen wir uns Nahziele, die realistisch sind und die zur Selbständigkeit und zum psychischen Wohlergehen des Bewohners beitragen. Sollten dann darüber hinaus weitere Möglichkeiten erkennbar sein, werden wir darauf hinarbeiten.

Immer sollten wir die Verhältnismäßigkeiten abwägen. Wenn ich langwierig und für beide Seiten sehr mühevoll Funktionen beübe, für die der Bewohner keine Verwendung hat, ist das nicht mehr sinnvoll. Es sagte der Chirurg, nachdem er die Finger angenäht hatte und nun zur Visite kam: „die Finger sind wunderbar angewachsen, Sie werden damit sogar Klavier spielen können". „Toll", meint der Patient, „das konnte ich vorher nicht".

Mit diesem kleinen Witz will ich anregen, selbstkritisch zu sein und vor therapeutischem Übereifer warnen. Es nützt nichts, dem Bewohner mit großem Aufwand das Schreiben zu ermöglichen, um später festzustellen, er ist Analphabet und hat niemanden, dem er schreiben könnte, und die Unterschriften werden vom Vormund geleistet.

Unsere Ziele sind also immer sehr realitätsbezogen. Ich will natürlich Beweglichkeit der Gelenke erhalten, wiederherstellen, fördern, ebenso die Muskelkraft. In der Pädiatrie etwa ist das Selbstzweck, mit dieser Beweglichkeit und Kraft werden neue Tätigkeiten erlernt. Im Pflegeheim wird zunächst einmal etwas wiedererlernt. Die Bewegungen sollen ermöglichen, daß der Betreffende sich (weitgehend) selbst waschen, zur Toilette gehen, essen und fortbewegen kann, also alles Dinge, die er vorher (meist) gemacht hat. Auch eine daraufhin erlernte Werktechnik dient ja dazu, sich wieder selbst beschäftigen zu können, dazu auch der Fortführung der Bewegungsübungen.

Dieser ganze Bereich ist auf Funktionen des Bewegungsapparates bezogen, zu dem, was ich eben sagte, soll der Bewohner seinen Bewegungsradius erhöhen. Es soll ihm möglich werden, das Bett zu verlassen, innerhalb oder später außerhalb des Heimes alles erreichen zu können ohne fremde Hilfe in Anspruch nehmen zu müssen, also Laufen zu lernen oder wenigstens das Fahren mit dem Rollstuhl zu erreichen. Es ist die Aufgabe des Personals, das möchte ich an dieser Stelle betonen, Hilfe zu leisten, oft wird dies auch von dem Bewohner genutzt, Zuwendung zu erhalten. Grundsätzlich aber ist es eine Demütigung, auf Hilfe angewiesen zu sein, mit seinen Bedürfnissen warten zu müssen, bis jemand Zeit hat.

In dem Moment, wo eine größere Beweglichkeit, eine Aktivierung stattfindet, werden andere Funktionen unterstützt. Über erhöhte Atem- und Herztätigkeit wird die O_2 - Aufnahme und Transport gesteigert und so der Stoffwechsel angeregt. Die Verdauung wird gefördert und die Psyche unterstützt. Zu dieser Erkenntnis bedarf es nicht einmal einer medizinischen Kenntnis, jeder weiß wohl selbst, wie wohl man sich nach einer kurzzeitigen körperlichen „Verausgabung" fühlen kann, wie unruhig und u.U. aggressiv man nach einem untätigen Wochenende werden kann. Nun kann ich schlecht mit Bewohnern Dauerlauf machen (während dies in Bereichen mit gesunden Senioren gut möglich ist), aber jede Bewegungsmöglichkeit, die die Ergotherapie bietet, soll auch unter diesem Aspekt gesehen werden.

Von großer Bedeutung ist das Training von Hirnfunktionen. Das Problem der Verwirrtheit wird ja zunehmend umfangreicher, erstens mit der Anzahl desorientierter Bewohner, aber auch durch den Grad der Desorientiertheit. Auf die Krankheitsbilder gehe ich an späterer Stelle etwas näher ein, aber hier sind Aufgaben und Ziele des Ergotherapeuten in der Verbesserung dieses Zustandes, der ja auch zur Unselbständigkeit führt. Das Training bezieht sich auf Strukturierung von Abläufen (zeitlich oder in einer Tätigkeit), Konzentrationsschulung, Ausdauerförderung, psychische Stabilisierung. Am sinnvollsten ist hier eine gleichmäßige, zeitlich kurze Tätigkeit mit immer wieder gleichen, deutlichen, ruhigen Anweisungen. In der praktischen Tätigkeit aber läßt der Personalschlüssel dies oft nicht zu.

Wichtig sind die eben erwähnten körperlichen Betätigungen. Auch eine hohe Flüssigkeitszufuhr ist mit zu unterstützen. Exemplarische Untersuchungen haben ergeben, daß ausreichendes Trinken die Entwicklung positiv beeinflußt. Nebenbei ist es natürlich für weitere Körperfunktionen wichtig, und Menschen neigen im Alter (auch hier ist mangelnde Bewegung beteiligt) zum minimalen Trinken. Es ist daher sehr zu empfehlen, daß auch während der Ergotherapie Tee oder Selterwasser angeboten wird, in begrenztem Maße auch Schwarztee und Kaffee (aber möglichst nicht um den Preis, daß die Bewohner dann abends ein Schlafmittel bekommen müssen).

Im engeren Sinne zählt das natürlich nicht zu den ergotherapeutischen Aufgaben, aber ich vertrete die Auffassung, daß wir alles fördern sollten, was unsere Ziele unterstützen kann. Es ergibt wenig Sinn, ein Hirnleistungstraining durchzuführen, wenn ich Dinge ignoriere, die meiner Arbeit entgegenwirken oder solche, die sie unterstützen können. Dies gilt auch für Medikamente, deren Auswirkungen für unsere Arbeit beeinflussend sein können, deren Einsatz wir auch mit bestimmen können. Die wichtigsten für unseren Bereich will ich später noch besprechen.

Unser Einwirken bezieht sich auch auf psychische Funktionen. Es ist ja nicht ganz selten, daß wir psychiatrischen Erkrankungen begegnen, am häufigsten Wahnentwicklungen und depressiven Psychosen. Teils können das Krankheitsbilder sein, mit denen die Bewohner alt und pflegebedürftig geworden sind, teils stehen sie auch, etwa als reaktive Depression, im Zusammenhang mit anderen Krankheitsbildern. Die therapeutische Aufgabe ist vor allem Stabilisierung, Auffangen von akuten Phasen, Aussprache zu bieten. Dieses verlangt sehr viel Einfühlungsvermögen. Es läßt sich eine Wahnentwicklung nicht nachvollziehen, aber es lassen sich feinfühlig Fehler vermeiden und förderliches Verhalten erkennen. Sicher kann nicht oft genug gesagt werden, daß Wahnerleben absolut realistisch ist. Der vielleicht gröbste (und immer wieder zu beobachtende) Fehler ist, zu sagen, daß da keine Männer lauern, daß keine großen schwarzen Käfer über die Hand krabbeln. Ebenso könnte man einem Amputierten erklären, ihm fehle kein Glied. Günstig erscheint mir, sich erzählen zu lassen, was den Betroffenen genau bedrückt, gemeinsam nach Lösungen zu suchen. Werktechniken können dabei eine ablenkende Wirkung haben, und sinnvoll ist jede gesprächsfördernde Aktivität. Hier eröffnet sich ein sehr schwieriges Gebiet, und wenn es einem Therapeuten zu heikel ist, sich auf unberechenbare Situationen einzulassen, sollte er eventuell nur sehr bedingt mit solchen Bewohnern zusammenarbeiten, auf keinen Fall gezielt Situationen herbeiführen, denen er nicht gewachsen ist.

Ein weiterer Abschnitt im Pflegeheim ist die soziale Therapie, also alle Aktivitäten, die sich den anderen Aufgaben nicht zuordnen lassen, wenngleich soziale Therapie eigentlich immer Elemente daraus enthält. Im weitesten Sinne soll die soziale Therapie dem Bewohner das Leben in seinem neuen Umfeld ermöglichen, erleichtern, ihm Möglichkeiten bieten, die er als gesunder Mensch haben könnte. Hierzu ist zu rechnen die Gruppenbildung, Kontaktknüpfung, Ausfahrten, gesellige und kulturelle Veranstaltungen u.a. Es gehört dazu auch die Beteiligung an der Ausgliederung aus dem Heim (z.B. Rückkehr in die Wohnung), sofern ergotherapeutische Mitwirkung notwendig ist. Mir scheint die Wichtigkeit dieses Abschnitts im Pflegeheim oft unterbewertet.

Es gibt dann auch Aufgaben, die sich nicht zuordnen lassen, die sich aus dem Ablauf ergeben. Ein Beispiel sei stellvertretend genannt: Wir haben bei einer Bewohnerin während der Ergotherapie offensichtliche Schwierigkeiten mit den Augen festgestellt. Auf unsere Anregung hin wurde sie augenärztlich untersucht und bekam eine Brille verordnet. Gut, eigentlich ein banales Beispiel. Doch nur bei uns gab es die Möglichkeit, die Einschränkung festzustellen, da sie sonst keine Tätigkeiten machte, wo dies gut erkennbar war, und weil sie stark desorientiert ist, wird manches auf ihre Verwirrtheit zurückgeführt, was an ihrer Schlechtsichtigkeit liegt.

Wir dürfen uns nicht scheuen, unsere Beobachtungen immer wieder mitzuteilen und auszutauschen. Ob man nun über regelmäßiges Einnässen während der Therapie oder aggressive Ausfälle u.a. spricht, oft genug heißt es dann: Das macht er bei uns nicht. Manchmal hat ein auffälliges Verhalten, ob auf Station oder in der Ergotherapie, eine einfache Ursache, die sich aber nur abstellen läßt, wenn sie bekannt ist. Auch diese Dinge rechne ich den Aufgaben und Zielen der Ergotherapie im Pflegeheim zu.

2.9. Auswirkungen der Medikation

Ebenfalls wichtig erscheint es mir, sich mit der Medikation und ihrer Wirkung auseinanderzusetzen, zunächst am Beispiel von Psychosen: Die Wirkungen und Nebenwirkungen sind auch für die Ergotherapie von Bedeutung, etwa im Sinne der Vermeidung von Überforderung undVerstehen der Reaktionen (Unruhe). Im Pflegeheim ist eine entsprechende medikamentöse Einstellung recht oft gegeben.

Es wird davon ausgegangen, daß beim Schizophrenen die Filtersysteme gestört sind. Es gibt für die Wahrnehmung 3 wichtige Filter; da pro Sekunde etwa 10 Mio. Eindrücke auf den Menschen einwirken, visuell, akustisch, körperlich usw., muß getrennt werden, was jeweils wichtig ist, was nicht. Das geschieht

1. präkognitiv (vor dem Erkennen), d.h. unwichtige Dinge kommen nicht bis ins Bewußtsein.

   Beispiele: Bei einem Gespräch nehme ich den Partner und Inhalt wahr, aber nicht Umweltgeräusche (bedingt), Lichtveränderungen usw., die mich grad nicht „beeindrucken". Eine Mutter schläft tief trotz lauter Umwelt (Kfz-Geräusche, Nachbarn, Fernseher), ist aber bei vergleichsweise leisem Baby-Wimmern gleich wach.

2. durch Vergessen unwichtiger Dinge

3. durch Zusammenfassen (ich nehme ein Haus als Ganzes wahr, nicht jeden einzelnen Ziegel, Dachpfannen, Fenster, Türen, Balkone, Regenrinnen oder noch kleinere Einheiten).

Nur durch diese Filter ist die Vielzahl der Informationen überhaupt zu ertragen.

Werden die Eindrücke nicht getrennt, kommt es zu einer bedrückenden Menge an Wahrnehmungen oder zu falscher Bewertung; ein tatsächlich gesehener Baum wird nicht als Baum gewertet, sondern als Verfolger; Geräusche werden bedrohlich, es kommt zu den unterschiedlichsten Wahnideen.

Wesentlich für die Übermittlung sensorischer Reize sind, wie für motorische Reize auch, die etwa 400 Transmitter, zum Beispiel das Dopamin. Im Fall der Schizophrenie ist es nicht bekannt, wo der Schlüssel für die Reizübertragung liegt, aber man hat festgestellt, daß eine Hemmung der Dopaminrezeptoren fast immer eine erhebliche Reduzierung der pathologischen Symptome zur Folge hat. Diese Hemmung geschieht durch Neuroleptika.

Da Dopamin auch bei der Übermittlung motorischer Reize beteiligt ist, wirken Neuroleptika auch dort, d.h. durch die Blockade motorischer Reize wird die Bewegung gestört (Parkinsonoid).

Allerdings haben nur 30 % der mit Neuroleptika behandelten Patienten eine Bewegungsstörung, hingegen liegt der Erfolg der Psychosebehandlung mit starker Milderung der Symptome bei 80%.

Als Nebenwirkungen müssen in Kauf genommen werden: Parkinson - Syndrom (Zittern, Steife, Akinese), Akatesie (Unfähigkeit zum Sitzen), Krämpfe (20%), niederer Blutdruck (Kollapsgefahr), Schwitzen, Schwindel, Gewichtszunahme, Magen-Darm-Störungen.

Es gibt 2 Gruppen von Neuroleptika:
1. Phenothiazine (Markennamen Neurocil, Atosil, Megaphen, Lyogen, Melleril und andere)
2. Butyrophenone (Haldol, Imap u.a.)
Zu 1.: Subjektiv besser verträglich, aber objektiv schädlicher (Organschäden möglich: Herz, Leber, Niere, Knochenmark), recht hohe Toxizität (höchstens 800-1000 mg sind relativ unbedenklich)
Zu 2.: Subjektiv unangenehmer, objektiv weniger schädlich, aber Möglichkeiten von Spätschäden. Relativ ungiftig.

Die Toxizität ist u.a. für die Einschätzung der Suizidgefahr durch die Medikamente von Bedeutung. Die Neuroleptika werden eingestellt nach der Wirkungspotenz, so ist ein niederpotentes Mittel Atosil oder Megaphenol (Potenz 1), während das hochpotente Mittel Glianimon 450mal so wirksam ist.

Die hochpotenten Mittel sind stark antipsychotisch, die niederpotenten stark sedierend, so daß oft ein mittelpotentes Medikament (wie Haldol) verwendet wird oder aber ein Kompromiß mit 2 verschiedenen Mitteln gewählt wird.

Das Parkinsonsyndrom und Dyskinesien werden bei Auftreten, manchmal auch gleich prophylaktisch, durch ein Antiparkinsonmittel (Akineton) bekämpft, das die Blockade der motorischen Dopamin-Rezeptoren (im Striatum) aufhebt, anscheinend aber keinen Einfluß auf die Wirkung in anderen Bereichen hat.

Sicher sind die Neuroleptika nicht das Nonplusultra aller Therapien, aber sie lindern (in 80% der Fälle) den teilweise sicher enormen Leidensdruck der Patienten und machen einen Zugang zu ihnen oft erst möglich, bilden somit die Grundlage für alle weitere Therapie; so werden die Nebenwirkungen und eventuelle Schäden nach aller Abwägung in Kauf genommen. Durch häufige Untersuchungen (etwa des Blutes) wird versucht, Schädigungen frühzeitig zu erkennen, auch der Ergotherapeut kann durch Beobachten und Mitteilen von Auffälligkeiten zu rechtzeitigen Konsequenzen beitragen. Eine Gefahr liegt darin, daß der Patient selbst das Mittel abrupt absetzt, wenn es ihm vermeintlich besser geht, und er so einen Rückfall provoziert. Bei ambulanten (Tagesklinik) oder sehr unzuverlässigen Patienten kann dem durch eine Depot - Spritze vorgebeugt werden.

Ein weiteres Feld der Medikation, mit dem wir im Pflegeheim konfrontiert sind, sind die antidepressiven Mittel (Thymoleptika). Langzeitig als Prophylaxe bei endogener Depression wird oft Lithium gegeben, das einen Neuausbruch der depressiven Symptome verhindert, die Phasen verkürzt oder die Symptomatik mildert.

Wie bei den Neuroleptika, so sind auch hier die Auswirkungen für den Ergotherapeuten erkennbar, ihre Beobachtung und Berücksichtigung erscheint erforderlich. Beschriebene, häufigere Nebenwirkungen sind: Mundtrockenheit, Sehstörungen, Tremor, Krampfneigung, Müdigkeit, Benommenheit, Unruhe.

Da diese Veränderungen auf die Medikamente zurückzuführen sind, ist eine willentliche Beeinflussung kaum möglich. Eine Überforderung des Bewohners kann vermieden und der Auswirkung entgegnet werden. Die Mitteilung von Beobachtungen während ergotherapeutischer Anwendung kann für den Arzt bezüglich der Medikation (Wahl der Mittel und Dosierung) von Bedeutung sein. Neben der eher medizinisch wichtigen Problematik (nämlich Wechselwirkungen der Medikamente mit anderen Mitteln, Beeinflussung durch Eß- und Trinkverhalten) ist, bezogen auf das Krankheitsbild Depression, besonders die Suicidgefährdung wichtig. Durch die enthemmende Wirkung der Antidepressiva wird dieSuicidgefahr während der Behandlung zunächst erhöht. Zudem wirken auch viele Antidepressiva toxisch, d.h. in bestimmten Mengen lebensbedrohend, so daß besondere Vorsicht und Aufmerksamkeit geboten ist. Patienten mit Suicidneigung sollen stärker beobachtet und geführt werden, gefährdende Werkzeuge und Situationen müssen erkannt und vermieden werden.

Man sollte sich auch klar darüber sein, daß in einem akut psychotischen Zustand, in dem nicht medikamentös interveniert wird, Ergotherapie nicht durchzuführen ist.

2.10. Das Problem der Motivation

Es ist durchaus möglich, daß auf ergotherapeutische Angebote nicht mit großer Begeisterung reagiert wird. Tatsächlich ist es so, daß eher ein Mißtrauen, eine Unkenntnis besteht. Zwar geschieht die Therapie auf Verordnung (in unserem Heim ist das so), trotzdem kann ich niemanden zur Therapie zwingen. In der Praxis ist es oft so, daß ich zu dem betreffenden Bewohner gehe, kurz etwas über Ergotherapie erzähle und bitte, sich das einmal anzusehen. Antwortet der Bewohner: „Gut, ich seh' mir das einmal an" ist der erste Schritt getan. Häufig aber heißt es: „Ach, ich bin doch zu alt, Basteln liegt mir gar nicht. Ich will nur hier bleiben" und ähnlich. Ich neige dazu, dann zu sagen: „gut, ich frage Sie morgen noch einmal". Ein oder 2 Tage später ist eventuell die Stimmung anders, fruchtbarer. Wie im einzelnen vorgegangen wird, hängt von der individuellen Situation ab. Es gibt Bewohner, die ganz klar und bewußt erklären: „Wissen Sie, ich kriege 4 mal die Woche Besuch, ich lese gern und stricke, das reicht mir völlig". Hier sehe ich dann eine Entscheidung, die der Bewohner für sich getroffen hat; die ich akzeptieren muß. Eine Entscheidung in dieser Klarheit ist jedoch selten, meist kann doch noch nachgehakt werden.

Schwieriger ist es bei Bewohnern, die sich negativ oder indifferent äußern, wo ich aber überzeugt bin, sie könnten durch Ergotherapie viel gewinnen. Gelingt es mir nicht, sie allein zum Kommen zu bewegen, ist es sinnvoll, daß das ihnen vertraute Stationspersonal mit ihnen in die Therapieräume kommt, oder es sind Zivildienstleistende oder Praktikanten, zu denen der Bewohner ein gutes Verhältnis hat.

Grundsätzlich bin ich gegen Anwendung von Tricks, z.B. Einladen zu einem Spaziergang, der in den Therapieräumen endet, doch wende ich sie - allerdings in seltenen Fällen - an, unter Abwägung ihrer Notwendigkeit. Ist der erste Schritt getan, muß die weitere Bereitschaft unterstützt werden. Hierzu trägt, wie beschrieben, die Atmosphäre in der Ergotherapie bei. Lieblos ausgestattete Räume, ein muffliges Team, schlechtes Material und dergleichen lassen sicherlich nicht den Wunsch aufkeimen, hierher regelmäßig zu kommen. Das Äußere muß also zunächst weitgehend „stimmen".

Darüber hinaus lassen sich nur schlecht Ratschläge geben. Wenn der Bewohner vom behandelnden Therapeuten sehr viel hält, ist das schon eine optimale Basis für eine Motivation, es ist dann leicht, eine Technik anzubieten, und hier wird auch am ehesten ein kameradschaftliches Verhältnis entstehen, wo der Bewohner eigene Wünsche entwickelt und der Therapeut genau erklärt, warum er dieses oder jenes anbietet. Sofern der Bewohner einen Therapeuten ablehnt (offen gesagt werden wird es wohl kaum), sollte er mit einem anderen aus dem Team zusammenarbeiten, wenn die Gründe nicht näher zu bestimmen sind. Umgekehrt gilt das ebenso, wenn Aversionen des Therapeuten bestehen.

Dann gilt selbstverständlich die Motivation über Verwendung der Werkstücke, d.h. es wird angeregt, für sich etwas zu machen oder für Angehörige, oder für jemanden auf der Station. Nach Möglichkeit soll immer dazu erklärt werden, welche Ziele der Therapeut anstrebt mit einer bestimmten Technik. Bei körperlichen Erkrankungen ist das ein Muß, bei hirnorganischen und psychiatrischen Zuständen kann der Therapeut sich aus bestimmmten Gründen gegen umfassende Information entscheiden. Ganz wichtig ist auch bei der Frage der Motivierung ein gehobenes Taktgefühl, eine behutsame Vorgehensweise. Bestimmten Argumenten kann man sich nicht entziehen, wenn Bewohner wirklich schlecht dran sind, kann man nicht nach dem Motto verfahren: „Na, es wird schon werden".

Der Vorgang der Motivation ist diffizil und vielschichtig, ein Prozeß, für den der Therapeut sich flexibel zeigen muß.

Es kann nicht schaden, noch einmal darauf hinzuweisen, daß trotz der Heimeinweisung des Bewohners (und manche sind auch freiwillig hier), seine Würde und freie Entscheidung besonders empfindsam gewahrt werden muß, d.h. Motivationsmethoden, die in Kliniken und Praxen angewendet werden können (Absetzen der Therapie, Absetzen anderer Therapien, Ausübung ärztlichen Zwanges) sind hier doppelt kritisch zu betrachten und wohl generell abzulehnen. Die Motivation kann gerade in unserem Bereich eigentlich nur auf der Basis eines Miteinander sinnvoll sein.

Ich kann nicht bestreiten, daß der Therapeut auch als Autorität gesehen wird. Im Einzelfalle darf auch diese Tatsache genutzt (nicht ausgenutzt) werden, doch sollte der Respekt vor dem Therapeuten und seinen Zielen Vorrang haben vor der rein hierarchischen Struktur (die angelernt ist und sich daher zäh hält). Der Respekt soll durchaus vom Therapeuten erwidert werden, auch dann, wenn äußere Gründe nicht dazu herausfordern, so eine ungünstige Vergangenheit oder ein unverstandenes Verhalten.

Vorurteile seitens des Therapeuten sind eine schlechte Voraussetzung für Therapie, machen sie unter Umständen gänzlich ziellos. Sie darf nicht einer Umerziehung dienen, sondern orientiert sich am Bewohner oder Patienten. Eine Motivation ist dort machbar, wo der Bewohner erkennen kann, daß seine Persönlichkeit nicht unterdrückt, sondern gefördert wird, und wird meist dort schwierig, wo es nur noch um das Anliegen des Therapeuten geht, das der Patient nicht teilen kann und will. Das zu erkennen ist bei manchen Krankheitsbildern sehr schwierig, muß aber ständig angestrebt werden. Schließlich dient es auch der Überprüfung, ob meine Therapieplanung wirklich im Sinne und zum Wohle des Bewohners gedacht ist.

2.11. Umgang mit eigenen Frustrationen und Unsicherheiten

Wir arbeiten in einem Bereich, in dem sich der Therapeut nicht in eine quasi wissenschaftliche Distanz zurückziehen kann. Es wird nicht eine Hand, ein Bein behandelt mit der relativen Sicherheit, zur Gesundung beizutragen, mit der Sicherheit eines Behandlungsschemas und ohne andere Probleme berücksichtigen zu müssen. Wir haben es mit einer Klientel zu tun, bei der Schwierigkeiten oft geballt auftreten, in die wir uns kaum hineinversetzen können, wo auch nichtpathologische Faktoren wie Resignation auftreten. Und abgesehen davon, daß wir natürlich unsere Aufgabe darin sehen, trotzdem für die letzten Lebensjahre etwas zu erreichen, ohne die Bewohner zu überfordern, berührt uns ihre Situation.

Wir werden ständig mit dem Erlebnis des Altwerdens konfrontiert, und zwar auch mit den negativsten Auswirkungen, und das kann Zweifel und Ängste hervorrufen: wie werde ich alt. Es gibt einen Verdrängungsmechanismus, der vorgaukelt, daß man selbst in blühender Jugend und Gesundheit 100 Jahre alt wird. Funktioniert dieser einwandfrei, ist das von Vorteil, sollte aber nicht zur Überheblichkeit im Umgang mit alten Menschen führen. Nach meinen Beobachtungen tritt häufiger die Auseinandersetzung mit Alter, Krankheit und Tod auf, und das betrifft stark auch die Psyche. Unsicherheit aber ist unabhängig vom Grad der Veränderung zu finden, da der Umgang mit Krankheit und Sterben eine Reaktion erfordert; ich muß entscheiden, ob ich Anteilnahme empfinde, ob ich „über den Dingen stehen" will, ob ich psychisch stützen will usw.

In irgendeiner Art also findet eine Auseinandersetzung statt, und die hier auftretende Verunsicherung hält auch nach einer Entscheidung an, da ich über etwas entschieden habe, dessen Konsequenz mir unklar ist. Ich treffe diese Entscheidung für mich, treffe sie, weil sie mir den Umgang erleichtert, ermöglicht. Ich treffe sie nicht für z.B. den sterbenden Bewohner, dessen Gefühle, Bedürfnisse mir ja weitgehend unbekannt sind. Und eine Entscheidung, die ich im Zusammenhang mit einem Bewohner getroffen habe, muß in einem anderen Zusammenhang nicht mehr stimmen.

Dieses ist der Boden für Unsicherheit, und auch der Boden für Frustrationen. Ich kann meine Person, meine Lebenseinstellung, mein Menschenbild nicht außer acht lassen, kann mich nicht verstecken hinter Fachwissen. Dies bringe ich selbstverständlich ein, ich verfolge ein therapeutisches Konzept. Und es ist enttäuschend, wenn sich hier kein Erfolg einstellen will. Es stellt sich als Niederlage dar, wenn trotz meines therapeutischen Einwirkens keineVerbesserung sichtbar wird, ja sogar sich eine Verschlechterung entwickelt.

Dieses ist nicht immer gravierend, sondern es gibt viele kleine, alltägliche Frustrationen, in der ständigen Auseinandersetzung seines Anspruchs und seiner Ziele mit dem, was real erreicht wird. Bemerkbar wird das möglicherweise schon in der mißglückten Motivation, bemerkbar wird das auch, wenn meine Hoffnungen, Positives zu erreichen, nicht oder wenigstens nicht im erwünschten Maße erfüllt werden, wenn trotz bester, umfassender Bemühungen eine negative Entwicklung stattfindet.

Dies sind häufige, dämpfende Erlebnisse in der Arbeit mit Pflegebedürftigen, die nicht nur enttäuschend sind, sondern zudem zu Zweifeln anregen, Zweifeln an der Methode, Zweifeln an seinen therapeutischen Fähigkeiten, Zweifeln schließlich an dem Sinn der Arbeit überhaupt. Und dieses Ergebnis ist ein schlechtes, denn es führt möglicherweise zur Aufgabe des Optimismus, vielleicht gar zur Aufgabe der Therapie, von der ich glaube, daß sie trotz ihrer sehr oft wenig signifikanten Erfolge enorm wichtig ist, gerade hier im Umgang mit alten Patienten. Deshalb plädiere ich dafür, für sich eine mögliche Art und Weise zu suchen, mit solchen Problemen umzugehen, möglichst auch immer wieder neue Erkenntnisse und Hoffnungen in sein therapeutisches Selbstverständnis einzubringen, sein Verhalten also „leben" zu lassen.

Das Wesentliche ist allerdings, sich nicht auf die Auswirkungen zu fixieren, sondern nach den Ursachen zu forschen, und zwar immer wieder neu. Diese Erkenntnis allein kann hilfreich sein im Umgang, aber auch beeinflußbare Faktoren sollen erforscht werden, die sich dann bearbeiten lassen. So können durchaus neue therapeutische Methoden probiert werden, ich meine, man sollte sogar den Mut dazu haben, allerdings auch nicht völlig grund- und ziellos.

Zunächst aber gibt es eine Möglichkeit, nämlich sich zu bescheiden in seinen Ansprüchen, sich also auch wenig einzulassen auf die Probleme, die in Person des Bewohners auf einen zukommen. Vor Dingen, die einem äußerst unangenehm sind, kann man die Ohren verschliessen, seine therapeutischen Einwirkungen auf Bewährtes beschränken. Dies ist eine akzeptable Entscheidung, aus meiner Sicht allerdings nur, wenn sie sich auf einzelne Bewohner beschränkt und keine generelle Einstellung ist. Ansonsten wird sie auf Dauer zu Unlust an der Arbeit führen und dient auch nicht unbedingt dem Wohle des Bewohners.

Die Frustrationen und Unsicherheiten können zwar auch durch „dickes Fell" erträglich gemacht werden, besser ist, sich eine sinnvolle Sensibilität zu erarbeiten, also zu selektieren. Es ist ja letztlich eine Frage eigener Entscheidung, wie wichtig ein bestimmtes Erlebnis empfunden wird. Von Bedeutung ist daher, welcher Kategorie es zugerechnet wird. Banalitäten müssen ja nicht stundenlang überdacht oder ausdiskutiert werden, und viele Frustrationserlebnisse zählen hierzu.

Ich will nicht den Therapeuten aus der Pflicht nehmen, zu hinterfragen, doch tagelange Gewissensbisse etwa wegen eigentlich unbedeutender Fehler oder uneffektiver Unternehmungen sind enorm hemmend, führen zu einem Umgang mit Bewohnern, der nicht fruchtbar sein kann. Ein Extrem wäre aber sicherlich auch, draufgängerisch und „ohne Rücksicht auf Verluste" zu agieren, also nicht mehr zu reagieren, kein Interesse mehr zu zeigen für Gefühlsregungen des Bewohners, das, was ich eben schon als dickes Fell bezeichnet habe.

Für sinnvoll halte ich es, das Umfeld so zu gestalten oder zu verändern, daß sinnlose Frustrationsursachen verhindert werden. Erst einmal werden also Werktechniken so strukturiert und gewählt, daß von vornherein ein Erfolg machbar wird. Ich gebe nicht aus falschem therapeutischen Ehrgeiz eine schwere Aufgabe, sondern eine leichte und steigere diese, wenn dafür die Zeit gekommen scheint, d.h. nicht schnell, und u.U. gar nicht. Wer allerdings bereits Frustration darin sieht, trotz seines Beherrschens einer Technik nur ein Minimum mit dem Bewohner anwenden zu können, hat wohl den falschen Beruf erwählt oder die falsche Perspektive.

Es sind aber auch andere Fakten denkbar: ein Bewohner versteht meine Anweisungen offenbar nicht, ich denke mir die tollsten Dinge aus, um das Verständnis zu trainieren und stelle irgendwann fest: er ist schwerhörig, mit einem Hörgerät sind diese Probleme gelöst. Oder: Eine Bewohnerin kann bestimmte Sachen nicht tun, obwohl sie feinmotorisch und verstandesmäßig kaum Einschränkungen hat. Schließlich stellt sich heraus, ihr fehlt eine Brille. Oder: ich bin enttäuscht, daß ein Bewohner morgens generell zu spät zur Therapie kommt, ich versuche Pünktlichkeit zu trainieren. Dann erfahre ich: aufgrund seiner Schlechtsichtigkeit traut er sich in der Dämmerung noch nicht heraus, oder er ist immer der letzte, der Frühstück bekommt. Nun sollte man meinen, das müsse nicht erst Frustrationen hervorrufen, sondern sei schnell gelöst. Tatsächlich können sich Mißverständnisse sehr hartnäckig halten. Der Therapeut vergißt leicht, viele banale Dinge zu erfragen, vielleicht, weil ihm die Banalität „peinlich" ist; der Bewohner andererseits sagt auch von sich aus, aus ähnlichen Gründen, nichts, ihm ist ja zudem das Frustrationserlebnis des Therapeuten nicht bekannt. Entsprechend lassen sich auch recht viele Unsicherheiten lösen, sofern der Mut entwickelt wird, diese zu hinterfragen. Bestimmt gibt es keine Regeln, die sich entsprechend anwenden lassen, doch fährt der Therapeut gut damit, auch ungewöhnliche Sichtweisen zu erproben. So gerät er leichter an „Aha-Erlebnisse", die die Unsicherheiten zu etwas machen, was man bearbeiten, lösen kann.

Schwieriger sind Unsicherheiten, die sich aus dem Verhältnis des Therapeuten zum Bewohner ergeben, zum Teil auch schon aus dem Altersunterschied. Der zumeist junge Therapeut will ja mit seinen Zielen ernst genommen werden von einem 60 Jahre älteren Bewohner, der zudem nur noch wenig vom Leben, geschweige denn von der Therapie erwartet. Hat meine Methode für ihn überhaupt Nutzen, kann er mich respektieren? Hier entstehen Unsicherheiten, die nicht so einfach verarbeitet und verkraftet werden können.

Und es kann auch nur der Rat gegeben werden, mit Bedacht seine eigenen Möglichkeiten auszuloten, sich nicht zu sehr auf Vorgefertigtes zu verlassen und dabei die Belange des alten Menschen nicht aus dem Auge zu verlieren.

3. Werktechniken

Auf die einzelnen ergotherapeutischen Techniken möchte ich jetzt eingehen, die Reihenfolge ist weitgehend ohne Bedeutung.

3.1. Flechten mit Peddigrohr

Eine Technik, die recht gut in der Geriatrie angewandt werden kann.

In der einfachsten Form werden Böden vorbereitet und mit nicht zu hohen Einflechtleisten versehen, mit ausreichenden Abständen. Der Bewohner hat so nur jeweils einen Faden zu verarbeiten „1 vor, 1 hinter". Selbst diese sehr einfache Form ist für desorientierte Bewohner schon sehr komplex. Es kann Wochen dauern, bis sie diese für uns einfachen Schritte verstanden haben, nicht mehr den Faden einfach um das ganze Stück herumwickeln oder um einzelne Stäbe. Hier sollte Mühe auf geduldiges, ständiges Erklären gelegt werden. Je nach Grad der Desorientiertheit können bereits 10-20 Minuten pro Tag genügen; günstig ist eine reizarme, immer wieder gleiche Umgebung und eventuell feste Zeiten. Wenn der Bewohner diese Flechtart tatsächlich begriffen hat und beherrscht, hüte man sich davor, ihm vor lauter Begeisterung jetzt etwas Schwierigeres zu geben. Das Erlernen hat den Bewohner enorm viel Kraft gekostet, er hat eine Betätigung, in deren Ausführung er sich halbwegs sicher ist. Eine neue Anforderung zu diesem Zeitpunkt wird ihn wieder verunsichern, wieder das Gefühl geben, unfähig zu sein und macht die mühseligen Therapieerfolge zunichte.

Günstig ist diese Technik auch für Halbseitengelähmte. Sie können mit der gesunden Hand flechten; die gelähmte Hand wird entsprechend gelagert oder kann bei teilweiser Funktionstüchtigkeit zum Halten benutzt werden (aber Vorsicht: Feinmotorik fördert Spastik). Ansonsten wird das Werkstück so beschwert oder fixiert, daß es sich drehen läßt (Sandflasche/Stein/Nagel), aber nicht wegrutscht. Schlechtsichtige haben die Möglichkeit, feste Staken zu ertasten. Für besser orientierte Bewohner und solche mit gesunden Händen sind aufwendigere Techniken möglich, hier darf auch mit dem Schweregrad experimentiert werden. Allerdings muß das vorher mit dem Bewohner abgesprochen werden und es gehört etwas Geschick dazu, ihm ein begonnenes Stück wegzunehmen weil es doch zu kompliziert war, ohne ein Frustrationserlebnis zu hinterlassen. Der Randabschluß ist nach meinen Erfahrungen im Pflegeheim nur von wenigen zu erlernen, die Fertigstellung muß dann also durch das therapeutische Team erfolgen. Ansonsten sollte die Einbeziehung von Bewohnern erwogen werden: Vielleicht kann jemand Staken schneiden, erlernt aber nicht das Flechten; vielleicht kann jemand mit Laubsäge und Handbohrer umgehen und macht die Böden, und möglicherweise kann jemand lackieren. Hier aber ein Hinweis, der mir am Herzen liegt: Es gibt inzwischen gute umweltfreundlichere Lacke, die für Peddigrohr geeignet sind, aber nicht Gesundheitsschäden und Kopfschmerzen beim Streichen verursachen. Auf Nitrolack kann daher weitestgehend verzichtet werden, nur großen, instabilen Stücken gibt er mehr Festigkeit. Sofern er doch mal verwendet wird oder farbige Lacke benutzt werden: immer im Freien oder bei guter Belüftung arbeiten. Alle Lacke geben auf Klebefolie (DC-Fix) mehr oder weniger häßliche Flecken, wenn sie erst einmal getrocknet sind. Die Verwendung von Sprühlacken kommt wegen der schädlichen Wirkung des Treibgases auf die Ozonschicht der Erde nicht mehr in Frage. Außer den Vor- und Nachbereitungsarbeiten ist Peddigrohr eine recht bequeme Technik für den Therapeuten. Beherrscht der Bewohner sie, muß er nur noch die eingeweichten Flechtfäden bekommen. Man kann einen Vorrat in einer Plastikwanne neben den Arbeitsplatz stellen. Ich bevorzuge ein zentrales Becken mit direktem Wasserablauf. Es kann auch eine Überlegung sein, den Bewohner durch Heranholen von Material zu aktivieren. Vor dem Anbieten von Peddigrohrarbeiten sollte man sich aber überlegen, ob nicht andere Techniken ebenso geeignet sind, unter anderem, um als Therapeut auch flexibel zu bleiben. Weitere Tips: Stakenabstände nicht zu eng gestalten, nur mit 1 Faden flechten lassen, kurze Staken nehmen und für den Randabschluß welche zustecken. Einfache Blumentöpfe in entsprechender Größe, ins Werkstück gestellt, verhindern das Engerwerden des Flechtwerks. Flechtfäden evtl. halbieren, öfter ansetzen.

3.2. Maltechniken

Es bieten sich gute Möglichkeiten für die Arbeit im Heim. Am einfachsten ist das gegenstandslose Malen. Dies allerdings muß den Bewohnern erst nahegebracht werden, denn sehr viele wollen, daß auf dem Bild etwas erkennbar ist. Ohnehin besteht oft vor dem Malen etwas Ablehnung, es heißt dann „so etwas hab' ich noch nie gemacht" oder: „das ist Kinderkram". Als Therapeut stößt man also durchaus nicht auf Begeisterung beim Anbieten dieser Technik. Recht gut eignen sich anthroposophische Aquarellfarben, die auf ein gut durchnäßtes Papier (am besten auf eine Unterlage spannen gegen Faltenwurf) aufgetupft werden und dann zerfliessen.Durch die warme, intensive Farbgebung entstehen effektvolle Bilder, also in kurzer Zeit ein meist schönes Ergebnis. Hier wie bei den anderen Maltechniken sollte der Therapeut zuerst Einfluß nehmen auf die Farbenwahl und bedenken, daß bei psychiatrischen und hirnorganischen Erkrankungen diese Technik kontraindiziert sein kann.

Wohl jeder kennt auch die Spritztechnik mit Wasserfarben, Schablone, Sieb und Zahnbürste. Es läßt sich aber auch ein Stück Schwamm in Farbe tauchen und über den Rand der Schablone streichen. Geeignet ist auch Seidenmalerei, wo sich bereits durch einfaches Auftupfen, Ineinanderfliessen und Arbeiten mit Effektsalz ansehnliche Ergebnisse erzielen lassen. Durch Vorzeichnen von Konturen können mit den Bewohnern auch konkrete Bilder auf Seide hergestellt werden. Etwas anspruchsvoller ist das gegenständliche Malen mit Wasserfarben, Plakatfarben, auf Glas. Meist ist es sinnvoll, gut erkennbare Dinge vorzuzeichnen und nur ausmalen zu lassen.

Als Ergebnis muß nicht immer das Bild angestrebt sein, hergestellt werden können Karten, Briefpapier, es können Gegenstände (z.b. Blumentöpfe) bemalt werden, Tücher, Schals, Kissenbezüge können entstehen, mit buntem Papier kleine Bücher bezogen werden. Das Malen eignet sich auch als Gruppentechnik. Entweder wird ein gemeinsames Thema gestellt und einzelne Bilder gemalt, oder die Teilnehmer machen zusammen ein großes Bild.

Bei regelmäßigem Malen mit den gleichen Bewohnern kann für jeden Teilnehmer eine Mappe angelegt werden, im übrigen sollte man nicht zu zimperlich sein mit dem Wegwerfen, sonst ist die Abteilung (wenn viel gemalt wird) bald voller Stapel mit Bildern. Auf Empfindlichkeiten der Bewohner sollte man aber achten, es kann durchaus vorkommen, daß jemand fragt: „ich habe doch vor einem halben Jahr so ein Bild mit Vogel darauf gemacht, wo ist denn das?" Viele weitere Maltechniken mit ihren Vorzügen will ich hier nicht im vollen Umfang beschreiben, es gibt weitere Einsatzmöglichkeiten wie Schwungübungen, Malen nach Musik und andere. Im allgemeinen sehe ich hierfür im Pflegeheim wenig erfolgversprechenden Einsatz, bei jüngeren Bewohnern, die aufgrund schwerer Akuterkrankungen (Polyneuropathie, Apoplex) schon mit 50-60 Jahren hier versorgt werden, sehe ich am deutlichsten eine sinnvolle Zielgruppe. Bewegungen und Körpergefühl können hiermit unterstützt und Schreibübungen angebahnt werden.

3.3. Collagen

Vom Aufwand und Einsatzbereich her ist ist dies eine dem Malen ähnliche Technik. Ein gewisser gestalterischer Aufwand wird vorausgesetzt. Auch hier sind Vorgaben in unserem Bereich notwendig. Ich beschränke mich darauf, wenige Arten anzusprechen. Körnerbilder: Auf eine Sperrholzplatte (bei Einzelarbeiten klein) wird ein Motiv aufgezeichnet und mit verschiedenen Körnern (Reis, Bohnen, Mohn etc.) beklebt. Bei langsamen Bewohnern empfiehlt sich, einen langsam trocknenden Klebstoff (Holzleim) zu nehmen, wenige schaffen es, wirklich nur den Abschnitt mit Klebstoff zu versehen, den sie bis zur Trocknung schaffen. Alternativ lassen sich Kacheln oder Pappe nehmen und weitere Materialien: Baumrinde, Trockenmoos, Bucheggernhülsen.

Ausschneiden von Bildern aus Zeitschriften: Hier kann zwar auch unter gestalterischem Aspekt gearbeitet werden (was aber bereits eine „künstlerische Ader" voraussetzt), doch denke ich mehr an die Möglichkeit, ein Thema zu wählen (z.B. „Herbst", „Wohnen"), bei dem über die fertige Collage ein Gespräch eingeleitet wird.Dazu ist entsprechend Zeit erforderlich, ein nicht gesprächsbegabter Therapeut, also etwa jemand, der Angst hat, möglicherweise auftretende Themen zu berühren, sollte sich darauf nicht einlassen.

Holz-Collagen: verschieden geformte Holzteilchen werden auf eine Unterlage geklebt, auch hier wird ein Thema gestellt („Stadt"). Allerdings ist eine Bereitschaft zum abstrakten Arbeiten vorauszusetzen. Ähnliches gilt für Collagen aus zurechtgeschnittenem oder zerrissenem (Zeitungs)papier, Stoff, getrockneten Blättern, Metallabfällen usw.

Bei Gruppenarbeiten soll beachtet werden, daß immer ein Entscheidungsprozeß abläuft. Der Zusammenstellung der Gruppe ist dann von Bedeutung. Es muß nicht, aber es kann und darf als Endprodukt ein schönes, dekoratives Bild entstehen, das Eingangsbereiche, Tagesräume u.a. schmücken kann. Auch der Stolz der Bewohner, so etwas hergestellt zu haben, ist ein therapeutischer Erfolg und dient neuer Motivation.

3.4. Drucken

Obwohl auch eine gestalterische Arbeit, ist mehr Wert auf die Durchführung zu legen. Es muß sauberer und sorgfältiger gearbeitet werden, um ein passables Ergebnis zu erhalten, Farbwahl und Anordnung müssen „stimmen".

Gedruckt wird auf Stoff oder Papier. Probedrucke auf minderwertigem Papier sind in jedem Fall empfehlenswert. Zu große Stücke (Tischdecken) können bereits eine Überforderung darstellen, sind aber u.U. mit Zeichenkohle (auswaschbar) in kleinere Abschnitte teilbar.

Einfache „Stempel" können sein: durchgeschnittene Äpfel, Birnen, mit einfachen Formen versehene Kartoffeln. Hergestellt werden können Stempel durch Aufkleben einer dicken Schnur auf eine Holzplatte (Schneckenmuster z.B.) oder aufwendiger durch Linolschnitzen (dieses sollte man Bewohner aber nicht machen lassen, die Verletzungsgefahr ist groß. Es wird hier, wie überall, Ausnahmen geben). Auch einfache Holzformen auf dickem Rundstab sind möglich. Außer den „Obststempeln" sind Stempel gut adaptierbar für schlechte Greiffunktionen. Aber man sollte bedenken, wie groß der Aufwand wird, etwa bei Einhändern (bepinseln des Stempels, anlegen des Stempels an die betroffene Hand, stempeln, ablegen usw.). Vielleicht ist es möglich, daß der Stempel an der Hand bleibt und der Therapeut oder Mitbewohner ihn mit Farbe bestreichen.

3.5. Weben

Auch im Pflegebereich bietet sich vielseitige Anwendbarkeit. Als einfache Technik ist das Stopfweben zu nennen, etwa mit Bast am Rundwebrahmen oder mit selbst hergestellten, einfachen Webgeräten, so Nagelrahmen, zum Rechteck gebundene Zweige und andere. Zu achten ist hierbei auf ausreichende Abstände, die das Webstück zwar locker machen, doch zu enge Kettfäden erschweren die Arbeit. Für schlechtsichtige Bewohner sollte der Untergrund einen deutlichen Kontrast zu den Kettfäden bieten, das Bespannen mit einer 2farbigen Kette bietet bei manchen Bewohnern Schwierigkeiten, sie müssen sich darauf konzentrieren, daß der Schußfaden nur über 1 und dann wieder unter 1 läuft, wenn dann noch in jeder Reihe die Folge der Farben wechselt (beispielsweise mal unter schwarz, mal unter weiß), kann das zusätzliche Verwirrung stiften.

Eine weitere einfache Webarbeit, die auch dem Flechten verwandt ist, ist der „Flechtboy".Die Kettfäden hängen an Rundstäben, die in einer Holzleiste stecken (ungerade Anzahl). Über diese wird geflochten (jeweils bis ca. 10 cm hoch) und dann die Schußfäden auf die Kettfäden gezogen. Es wird dicke Wolle zum Weben benötigt, da die Abstände recht groß sind, so sind nur recht grobe Stücke möglich (etwa Tischläufer). Dafür ist der Einsatz bei manchen Krankheitsbildern möglich, für die sonst schwer etwas zu finden ist. Zu beachten bei manchen neurologischen Erkrankungen ist die Spasmusförderung durch die feinmotorische Anforderung (das gilt auch für die vorher genannten Webarten). Oft wird dann stark angespannt (auch ohne Spasmus), also die notwendige Kraft nicht optimal dosiert. Aber es besteht hier ganz gute Kontrollmöglichkeit durch den Therapeuten, und diese Technik dürfte auch für Rheumatiker u.U. geeignet sein, sofern auf eine physiologisch korrekte Stellung aller Gelenke geachtet wird.

Als neu zu erlernende Beschäftigung sind — zumal bei desorientierten Bewohnern — folgende Hürden zu überwinden:
in der ersten, auch in der zweiten und dritten Reihe, ist das Flechtwerk noch unübersichtlich. Schlecht zu erkennen ist dann die logische Abfolge („1 vor, 1 hinter"). Das Wenden, also jeweils die Richtungsänderung am Ende der Reihe, ruft sehr leicht Irritationen hervor, verbunden mit der Umstellung und dem Handwechsel. Gerade der Handwechsel aber muß angestrebt werden, da beim Weiterflechten mit der gleichen (normalerweise der dominanten) Hand schnell eine Fehlhaltung erreicht wird, die zur Verkrampfung von Schulterregion und Hüftgelenk führt. Eine dynamische Selbstregulierung, die bei stabiler Konstitution denkbar wäre, ist meist nicht vorhanden, so daß der Bewohner nach wenigen „Runden" zur passiven Seite neigt. Ein „Mitarbeiten" der passiven Hand (Finger locker auf das Flechtwerk legen) ist sinnvoll und wirkt einer Fehlhaltung entgegen, kann sie aber nicht ganz aufheben.

Für Patienten mit Demenzerscheinungen ist es nicht oder sehr schwer zu verstehen, wo das Gewebe bleibt, selbst wenn es ihnen an einem Muster gezeigt wird. Zudem liegt das Gewebe auf den Knien (zur Entlastung kann es an einem Tischbein gerafft angebunden werden), kombiniert mit den aktiven Abläufen beim Flechten entsteht leicht eine kaum zu begreifende Situation, die Verwirrung begünstigt. Behutsamkeit ist hier also angebracht.

Dann gibt es die etwas größeren Webrahmen, an denen das Fach jeweils mit dem Kamm gebildet wird. Vor allem die Bewegung der oberen Extremitäten ist dabei gefordert beim Durchschieben des Schiffchens.Daher ist im Pflegebereich eine Webbreite von 40-60 cm meist genug, auch die Schiffchen sollen nicht so lang gewählt werden. Vor allem Muskeln und Gelenke der Schulterregion werden stark beansprucht. Aber hier entwickeln sich funktionelle Möglichkeiten: Durch entsprechende Einrichtungen (wie Kufenwebstuhl) kann etwa die Flexion/Extension im Kniegelenk geübt werden. Hierfür gibt es im Pflegeheim einen gewissen Bedarf. Weniger Anwendungsbedarf gibt es für Pro-/Supinationswebstühle und hochgehängte Webstühle, eine Ab- und Adduktionseinrichtung für das Hüftgelenk habe ich gerade abgeschafft.

Therapeutisch recht sinnlos sind große, komplizierte Webgeräte (mit mehreren Schäften). Vom Therapeuten erfordert der Einsatz von Webgeräten mit Kamm einen Aufwand zum Bespannen, allgemein ist auch eine Nachbereitung zu beachten (Vernähen, Fertigstellen). Webstücke haben praktischeVerwendung (Untersetzer, Tischläufer, Taschen, Kissen etc.), können aber auch als Dekorationsstück verwendet werden, ein einfaches, selbstgebautes „Gestell" (Zweige) dient dann gleich als Rahmen.

Das Weben ist, ähnlich wie Peddigrohr, eine nicht sehr kommunikative Technik, vermieden werden sollte eine Plazierung mit dem Gesicht zur Wand, was aus Platzgründen leider oft gemacht wird. Schwierigkeiten, die beim Weben selbst entstehen, dürften jedem Ergotherapeuten aus seiner Ausbildung her bekannt sein. Die Gravierendste ist der Einsprung, also das zu feste Weben. Bei den einfachen Techniken ist das weniger schlimm, bei den größeren Geräten kann der Kamm nicht angeschlagen werden. Als technische Möglichkeit dient ein Abstandhalter, doch sollte der Therapeut gerade in den Anfangsphasen häufig einschreiten, erklären und korrigieren. Ein Wechsel der Technik muß bei manchen Bewohnern sicherlich erwogen werden.

3.6. Ton

Das Arbeiten mit Ton kann variiert werden. Bereits die Auswahl des Tons beeinflußt die Technik, etwa arbeiten mit geschmeidigem, weißem Ton oder mit grobem, schamottiertem schwarzen Ton. Abgesehen davon, läßt sich die Schwierigkeit verändern. Für viele Bewohner mag in der Anforderung genügen, den Ton auszurollen und mit Ausstechern (wie beim Plätzchenbacken) Formen auszustechen, die später dann als Anhänger Verwendung finden oder im noch feuchten Zustand auf einer Tonplatte zu einem Bild gefügt werden.

Das Ausrollen des Tons kann der Bewohner übernehmen, erforderlich ist oft, den Ton zwischen zwei Stäbe (im Abstand so , daß die Rolle auf beiden aufliegt) zu legen, durch die dann die Stärke bestimmt wird. Aus diesen Platten, zu Rechtecken geschnitten (möglichst mit Pappschablone), werden dann Becher u.a. geformt. Die Platten können als Kacheln (zur Dekoration) benutzt werden, hierauf lassen sich Reliefs anbringen (durch Eindrücken von Gräsern - die im Ofen verbrennen - oder Auflegen von Formen aus Ton wie Ausstechern, Kugeln, Rollen). Relativ einfach ist noch das „Umformen", also praktisch ein Abdruck von Schalen usw. Hier muß nur gesehen werden, daß der Ton einigermaßen gleichmäßig aufgetragen wird, auf jedenFall nicht zu dünn, zu dicke Stellen lassen sich notfalls in getrocknetem Zustand noch abschleifen.

Leicht durchzuführen ist auch die Aufbautechnik, wo auf eine (runde) Grundplatte Wülste gebracht werden. Diese müssen sorgfältig verklebt und verstrichen werden. Viele Bewohner haben aber Schwierigkeiten, gleichmäßige Wülste zu rollen und können dann Frustrationserlebnisse haben. Vielleicht ist eine Hilfe, dickere Platten zu rollen und daraus Streifen (mit Schablone) zu schneiden, welche die runden Wülste ersetzen. Sicherlich muß den Bewohnern vielfach Hilfestellung gegeben werden. Kontraindikationen sollten bekannt sein, ich sage es trotzdem: bei Rheumatikern, bei Entzündungen oder offenen Wunden im Handbereich ist Tonarbeit nicht angebracht. Ein oft zitierter Ekel vor Ton (im Vergleich zu Exkrementen) ist mir noch nicht begegnet. Dafür bietet dieser Werkstoff eine gut dosierbare Möglichkeit, Feinmotorik (Beweglichkeit und Kraft) zu beüben sowie ein kreatives Erleben zu ermöglichen. In das Bemalen mit Engobe oder Dekofarben kann der Bewohner einbezogen werden (es gilt, was ich unter „Malen" gesagt habe). Das Glasieren ist, will man ein schönes Ergebnis erzielen, wohl oft zu schwierig. Therapeutisch gibt es auch wenig her, es sei denn, das Ziel ist Beteiligung des Bewohners an allen Arbeitsgängen bis zur Fertigstellung. Es wäre aber bedauerlich, eine mühevolle, gelungene Tonarbeit mit einer mißlungenen Glasur zu verderben. Überglasieren ist gut möglich, erfordert aber einen zusätzlichen Brennvorgang.

3.7. Salzteig

Viele Punkte gelten entsprechend dem Ton. Salzteig kann so als Alternativtechnik hierzu gesehen werden, wenngleich auch andere Ergebnisse erzielt werden. Der Teig ist allerdings geschmeidiger und wärmer und deshalb angenehmer. Das Herstellen des Teiges ist zwar in verschiedenen Anleitungen beschrieben, als neue Technik sollte es aber nicht angeboten werden, ohne es vorher selbst ausprobiert zu haben. Mit zu weichem Teig kann man schlecht arbeiten. Und sonst sollten die Anleitungen genau befolgt werden, denn das Salz z.B. muß gut aufgelöst sein und der Teig nicht so spröde sein, daß es Risse gibt.

Der Teig sollte nur in den benötigten Mengen hergestellt werden, weil er sich über längere Zeit schlecht aufbewahren läßt, ohne von seinen Eigenschaften zu verlieren. Gebrauchsgegenstände wie beim Ton (Aschenbecher, Schälchen, Becher) allerdings lassen sich nicht mit Salzteig erzielen, nur Dekoration, Türschilder etc. Seinen Reiz erhält der Salzteig erst durch eine schöne Bemalung.

3.8. Wollpompons

Auf der Suche nach einfachsten Techniken bietet sich immer wieder das Wollwickeln an. Auf zweierlei Art ist dies möglich: Um 2 gleich große Pappringe herum wird die Wolle dick gewickelt, außen aufgeschnitten und ein fester Faden zwischen die Pappscheiben gezogen und geknotet, der die Wolle zusammenhält. Anschließend wird der nun entstandene Pompon noch etwas mit der Schere runder geschnitten. Hier ist die Schwierigkeit, die Wolle jeweils durch das Loch zu fädeln. Für Einhänder läßt sich die Pappe über einen „Ausleger" am Tisch befestigen, so daß mit der gesunden Hand gewickelt werden kann, es entfällt die Haltefunktion. Es gibt im Handel auch Kunststoff-Halbringe, von denen 2 zusammengewickelt werden, mit 2 weiteren schon umwickelten läßt sich ein Vollkreis zusammenstecken, danach verfährt man wie bei Pappscheiben. Hier entfällt das Durchstecken der Wolle, es ist also etwas einfacher.

Bei sehr desorientierten Bewohnern erstaunt mich aber immer, wie viele Möglichkeiten noch für Fehler gegeben sind, es stellt also vielleicht bereits eine Überforderung dar oder es ist eine recht starke Zuwendung vom Personal erforderlich. Ergebnis sind meist Tiere aus mehreren Pompons. Flach umwickelte Pappringe kann man auch als Blütenteile für gegenständliche Collagen verwenden.

3.9. Leder

In der Geriatrie lassen sich vorgefertigte, gestanzte und gelochte Teile zu Geldtaschen, Brustbeuteln usw. zusammensetzen. Mit einem dünnen Lederband und entsprechender Nadel werden die Teile vernäht. Kunststoffschnüre sind steif und wirken nicht besonders schön. Es ist ein Grad an Feinmotorik Voraussetzung, eine Steigerungsmöglichkeit ist das Ausschneiden und Lochen des Leders. Auf das scharfe Ledermesser ist wegen der Verletzungsgefahr zu verzichten.

3.10. Holz

Holzarbeiten beschränken sich auf das Arbeiten mit der Laubsäge. Auch das erfordert schon Kraft und Geschicklichkeit, so daß der Anwendungsbereich begrenzt ist.

Kleinere Böden für Peddigrohrarbeiten, Puzzles, Hampelmänner etc. lassen sich durchaus von manchen Bewohnern sägen. Sofern notwendig, werden entsprechende Adaptationen vorgenommen. Auch das Schleifen und Bohren mit dem Handbohrer ist gut möglich, nicht aber das Arbeiten mit Maschinen. Es mag hier oder da Bewohner geben, die dazu in der Lage sind. Trotzdem rate ich, einen Einsatz nicht leichtfertig zu bejahen, sondern zur eigenen Absicherung die Verantwortlichkeit genauestens zu klären. Ich muß es nicht nur vor meinem „therapeutischen Gewissen" verantworten, sondern mich auch vor finanziellen Nachteilen sichern. Im Zweifelsfalle ist ein Verzicht auf maschinelle Arbeit wohl angebracht, sonst muß die Versicherunsgfrage mit der jeweiligen Verwaltung genau geklärt werden. Da Holzarbeiten mit Geräusch und Staub verbunden sind, muß natürlich auch berücksichtigt werden, wo ich diese Technik einsetzen kann. Optimal ist ein gesonderter Raum. Auf jeden Fall dürfen laute Arbeiten nicht gleichzeitig in einem Raum mit Konzentrationsübungen gemacht werden.

3.11. Sticken, Stricken, Häkeln

Diese Techniken will ich nicht näher beschreiben. Alle setzen eine intakte Feinmotorik voraus, verlangen halbwegs gutes Sehvermögen. Eine therapeutische Anwendbarkeit ist nur gering, diese Techniken dienen allerdings der Erhaltung der Feinmotorik und können durch Ablenkung Entlastung bringen, der Bewohner, der stickt, strickt oder häkelt, verfällt nicht so leicht in eine Lethargie. Kontraindikationen: Rheuma, Sudecksche Dystrophie, extreme Schlechtsichtigkeit. Dem Therapeuten obliegt es eigentlich nur, auf günstige Lichtverhältnisse Wert zu legen und Fehlhaltungen zu korrigieren.

3.12. Nähen

Entsprechendes gilt für das Nähen. Wird es von Bewohnern beherrscht, stellt es eine Bereicherung für die Therapie dar. Beispielsweise können Kissenbezüge, Plüschtiere u.a. genäht werden, die von anderen Bewohnern dann nur ausgestopft werden, was meist auch für Desorientierte noch möglich ist. Applikationen können gemacht werden, hier läßt man umgekehrt von anderen Bewohnern die Formen ausschneiden, die vom nähenden Bewohner dann verarbeitet werden.

3.13. Emaille

Auch Emaille ist nur begrenzt einsetzbar. Das gleichmäßige Verteilen des Pulvers ist nicht ganz einfach, erfordert also Bewohner, die nicht sehr eingeschränkt sind. Vorstellbar ist eine Gruppe von 2-4 Bewohnern mit entsprechenden Betreuern (Therapeut, Praktikanten), die einmalig oder sporadisch an solcher Gruppe teilnehmen.

3.14. Batik

Batik ist eine Werkmöglichkeit, die mehrgestaltige, sorgfältige Arbeitsgänge verlangt. Für Bewohner ist das meist zu aufwendig und langwierig, und schöne Ergebnisse sind nur zu erzielen bei relativ hoher Kreativität und Geschwindigkeit.

Recht gut anwendbar aber ist die Tropfbatik. Am besten auf Papier wird eine Anzahl Wachstropfen (weiße Haushaltskerze) aufgebracht, dann das Papier einfarbig (hell) bemalt, dieser Vorgang 2-3 mal wiederholt, mit jeweils dunklerer Farbe. Nach Ausbügeln des Wachses erhält man ein interessantes Schmuckpapier, mit dem sich kleine Bücher beziehen oder Grußkarten herstellen lassen. Für Anwendung auf Stoff ist dieses Muster etwas unruhig, denkbar ist, jeweils kleine Abschnitte, beispielsweise die Ecken eines Kissens, hiermit zu gestalten. Für solche Stücke ist aber eher die Knitterbatik geeignet, bei der das ganze Stück eingewachst und zerknittert wird. Durch die feinen Risse im Wachs dringt dann die Farbe in das Tuch, was eine unifarbene, interessante Struktur ergibt.

3.15 Papierarbeiten

Im Pflegeheim sind Arbeiten mit Papier und Pappe begrenzt einsetzbar. Schon erwähnt sind Collagen, die in sehr einfacher Form, z.B. mit zerrissenem Zeitungspapier, mit manchen Bewohnergruppen durchgeführt werden können.

Schwieriger ist das Herstellen von Dekorationsmaterial, wie Blumen aus Krepppapier, Weihnachtssterne, Transparentbilder etwa für das Fenster, einfachen Girlanden und anderem. Für ein ansprechendes Ergebnis ist eine verhältnismäßig genaue Arbeit erforderlich, die häufig nicht ohne intensive Hilfestellung vollbracht werden kann. Vom Therapeuten sollte feinfühlig darauf geachtet werden, daß die Bewohner nicht überfordert werden und sie nicht den Eindruck erhalten, etwas Nutzloses, Unattraktives herzustellen, das dann zu leicht auch an Kindergarten-Basteleien erinnert.

Aber dieTechnik Papier läßt sich kombinieren, so sind Schablonen, wie für bestimmte Maltechniken erforderlich, in einfacher Form relativ leicht herzustellen. Nur muß beachtet werden, daß die Pappe nicht zu stark sein darf, wodurch der Kraftaufwand zu hoch wird.

Eine Einhändertechnik aber ist Papierarbeit nicht, der Bewohner müßte von zu vielen Arbeitsgängen ausgeschlossen werden, was frustrierend wirkt. Dennoch wird es immer wieder Bewohner geben, denen man dieTechnik anbieten kann, weil sie recht geschickt mit Schere, Klebstoff und anderen Utensilien umgehen können und damit erfreuliche Ergebnisse erzielen.

3.16. Makramee

Diese Technik eignet sich für Bewohner, die geistig in der Lage sind, den Vorgang des Knotens zu begreifen und sich durch die relative Unübersichtlichkeit des Werkstücks nicht verwirren zu lassen. Die Feinmotorik beider Hände sollte erhalten sein. Durch dosierte Kraftanwendung und kontrollierbare physiologische Haltung und Bewegung ist z.B. für Rheumatiker Makramee geeignet.

Es sind viele verschiedene Ergebnisse möglich: Blumenampeln, Dekorationsstücke, Taschen und anderes. Es gilt allgemein aber: je größer und attraktiver das Stück, desto verwirrender ist die Herstellung. Es ist abzuschätzen, was man als Therapeut dem Bewohner zumuten mag, und es sind in gewissem Maße auch vereinfachende Adaptationen möglich. Das Knüpfmaterial sollte dann so gewählt werden, daß es weitgehend weich und angenehm ist, jedoch nicht allzu dünn.

3.17. Jahreszeitlich abhängige Techniken

Einige Tätigkeiten, die in der Arbeit mit Bewohnern eingesetzt werden können, beziehen sich deutlich auf bestimmte Anlässe und sind auch oft auf vielfältige Weise durchführbar, so daß eine genauere Beschreibung nicht gegeben werden kann. Besonders hervorzuheben sind die Jahresfeste wie Fasching, Ostern, Pfingsten, Erntedank, Weihnachten, bei denen mit unterschiedlichen Techniken eine entsprechende Ausschmückung vorgenommen wird und die nach entsprechender Vorbereitung mit den Bewohnern gefeiert werden.

Die Jahreszeiten können aber auch einfach Anregung sein für bestimmte Techniken (Blumen pressen im Frühjahr/Sommer, Arbeiten mit getrockneten Blättern/Gräsern im Herbst) oder für eine Motivation: „Malen Sie doch mal ein winterliches Bild", bei Spielen: „was fällt Ihnen zum Thema Winter ein".

Der Phantasie des Therapeuten sind gerade hier kaum Grenzen gesetzt, alle Möglichkeiten müssen natürlich adäquat den Bewohnern und den Krankheitsbildern angepaßt werden. Darüber hinaus ist auch das Feiern mit den Bewohnern, die in die Ergotherapie kommen, sehr gut. Das reicht von einer Kerze und Blumen zum Geburtstag bis zu richtigen Festen mit Bewirtung und Dekoration, bei denen am besten aber Bewohner in die Vorbereitungen einbezogen werden (Backen, Salate machen, dekorieren und vieles mehr). Unter solchen Aspekten ist auch beim Feiern ein teilweise erheblicher therapeutischer Nutzen erkennbar.

3.18. Angebot auf Stationen

Die Realität, jedenfalls im Pflegeheim, ist so, daß zentrale ergotherapeutische Angebote nur einem kleineren Teil der Bewohner zugänglich sind, entweder wegen mangelnder Mobilität oder wegen der Tatsache, daß zu wenig Therapeuten zu viele Bewohner zu betreuen haben.

Es ist ja auch wünschenswert, daß entsprechende Arbeit auf den Stationen geleistet oder fortgeführt wird, schließlich ist die Aktivierung des Bewohners nicht auf den Therapiebereich beschränkt, sondern umgekehrt, die Therapie soll zu einer Selbständigkeit verhelfen, die (zumindest teilweise) die Notwendigkeit therapeutischer Beeinflussung überflüssig macht oder reduziert.

Mithin ist es unumgänglich, ergotherapeutische Angebote auf den Stationen zu integrieren. Während Einzeltherapie im allgemeinen auch dort Aufgabe des Therapeuten ist, können Gruppenangebote oder Werkangebote für einzelne Bewohner vom Stationspersonal geleistet werden — und sind dort (bei Altenpflegern) ja auch fester Bestandteil der Ausbildung.

Die beschriebenen Werktechniken sind nicht alle direkt geeignet, um damit auf den Stationen oder gar am Bett zu arbeiten. Entweder ist eine größere Vorbereitung einschließlich Materialbereitstellung notwendig, was spontane Arbeit unterdrückt, oder der Platzbedarf ist zu groß, oder die Technik macht Lärm (Holz) und „Schmutz" (Holz, Ton, Malen). Anhand der Liste unter 3.19. (Organisation) kann im Einzelfall geprüft werden, was bei einer Werktechnik für Vorbereitung und Ausführung bedacht werden muß, ob sich eine Technik mit gezielten Abwandlungen evtl. besser einsetzen läßt oder ob man sie wirklich nur in den dafür vorgesehenen Räumen durchführt.

Eine gute Möglichkeit ist, für regelmäßige Arbeit auf den Stationen dort entsprechendes Werkzeug und Material zusätzlich zu lagern (wenigstens ein Schrank im Kellerraum ist wohl bereitzustellen). Noch besser, wenn auch mit mehr Raumbedarf verbunden, wäre ein Raum, in dem diese Arbeiten durchgeführt werden können (also nicht der übliche Tagesraum oder Flur), so daß interessierte Bewohner dort mitmachen, andere aber hineinsehen und sich selbst entscheiden können, ohne von vornherein zur Anwesenheit gezwungen zu sein, aufgrund mangelnder Ausweichmöglichkeit.

Ausdrücklich ausschließen für die Tätigkeit auf den Stationen läßt sich keine Werktechnik, und wer eine Vorliebe für eine bestimmte Arbeit hat und Bewohner findet, die sich gern motivieren lassen, der wird wohl auch Möglichkeiten der Durchführung finden. Sonst läßt sich auf das zurückgreifen, was im Kapitel 4 beschrieben ist und meist mit geringem Aufwand und sichtbarem Erfolg verwendet werden kann.

3.19. Organisation einer Werkaktivität in Stichworten

Teilnehmer

Einzeln/in Gruppen (Anzahl)
Körperliche Verfassung und geistig-psychische Verfassung beachten, danach Wahl der Technik

Organisation

Ort - Ergotherapie/Werkraum, Zimmer, Station, im Freien
Zeitpunkt - haben die Teilnehmer andere Termine, ist der Zeitpunkt geeignet?
Einladung - mündlich/schriftlich, ggfs. auch ans Pflegepersonal
Material und Werkzeuge vorbereiten
Werktechnik vorher ausprobieren, Schwierigkeiten beachten
Evtl. Schablonen oder Muster zum Zeigen anfertigen
Kosten klären - wer bezahlt, wie teuer wird die Technik, dem Bewohner vorher sagen, ob er bezahlen muß.

Arbeitsplatzgestaltung

Tische und Stühle: Arbeitsfläche ausreichend groß, gut beleuchtet, Höhe der Arbeit und den Bewohnern entsprechend, für Rollstühle unterfahrbar, Werkunterlage, neben jedem Bewohner sollte soviel Platz sein, daß ich ihm Hilfestelltung geben kann.

Material/Werkzeug:

sollte vollständig, übersichtlich und gebrauchsfähig sein.
Entweder griffbereit lagern (meistens) oder unter therapeutischen Aspekten von Bewohnern holen lassen

Schutzvorkehrungen:

je nach Werkarbeit: Vermeidung gefährlicher Gegenstände bei Suicidgefährdeten
Schürzen
Unterlagen
Verbandmaterial
in der Nähe auf Stolper- und Rutschfallen achten

Durchführung

Einen bestimmten Rahmen schaffen (kreative Atmosphäre)
Einleitung und Erklärung schrittweise, deutlich Muster zeigen
Ziel zeigen, Arbeitsablauf einfach und verständlich darstellen
bei Gruppenarbeit jeden miteinbeziehen
Vormachen/Hilfestellung geben
Weitgehend selbst gestalten lassen
Motivieren und aufmerksam sein für Probleme
Bei längerfristigen Arbeiten (Ton formen - glasieren) über Fortführung sprechen (was noch zu tun ist, Termin)
Mut haben, sich selbst mit einzubringen, nicht starr werden

Abschluß

Gemeinsam die vorangegangene Arbeit besprechen, Anregungen,
Kritik aufnehmen und geben
Werkstücke mit Namen/Zeichen versehen
Fertigstellen, wenn dies der Therapeut übernimmt
Aufräumen.

Grundmuster einer Planung

Wird eine Werktechnik unter therapeutischen Aspekten geplant, müssen folgende Dinge enthalten sein:
Therapeutische Zielsetzung, Indikation/Kontraindikation, Steigerungsmöglichkeiten, produktbezogene Zielsetzung, Material/Werkzeug (evtl. mit Adaptation), voraussichtlicher Zeitaufwand

4. Weitere Aktivitäten

4.1. Das Spielen

Dem Spiel ist in der Geriatrie, besonders im Pflegeheim, eine Bedeutung auch als ergotherapeutische Technik beizumessen. Es hat natürlich erst einmal eine ablenkende Wirkung, kann aber auch Kommunikationsschwierigkeiten (Hemmungen) überwinden helfen. Auf spielerische Art können hier Gefühle zum Ausdruck kommen, die nur in dieser unverbindlichen Atmosphäre geäußert werden können und im allgemeinen nach dem Spiel wieder an Bedeutung verlieren. Der „Gegner" wird „geschlagen", „hinausgeworfen", geheime oder offene Verbrüderungen finden statt, man sucht sich Partner, die einem genehm sind, man schimpft oder freut sich offen über gelungene Spielzüge oder Mißerfolge des Spielgegners. Für die Dauer des Spieles also steht ein Gruppen-Eigenleben, das in dieser Form nur auf die Situation zutrifft.

Wir haben es jetzt mit einer Klientel zu tun, die dem Spielen meist wenig Bedeutung beimißt. Aufgewachsen in Kriegs- und Nachkriegszeit, bei knapp bemessener Freizeit und noch knapper bemessenen Finanzen war Spielen eher Luxus. Während wir uns einer Flut von Spielen gegenübersehen, ist die heute alte Generation mit sehr wenigen, einfachen Spielen ausgekommen, gemeint sind hier die „Stubenspiele". Die Aktivitäten im Freien der damaligen Kinder waren sicher umfangreicher als die der heutigen, die Spielmöglichkeit begann ja bereits dort, wo heute parkende Autos stehen. Anderseits waren die Kinder mehr in andere Aktivitäten einbezogen (Einkauf, Brennholz holen etc.). Abhängig ist das natürlich auch von der sozialen Stellung. Das Ergebnis ist jedenfalls, daß bei den uns anvertrauten Menschen allgemein kein übermäßiger Hang zum Spielen erkennbar ist. Die Bereitschaft beschränkt sich auf bereits beherrschte Spiele, als Klassiker „Mensch ärgere Dich nicht", „66", „Mau Mau", vielleicht noch Skat und ein paar Würfelspiele.

Es hängt wieder sehr vom Geschick des Therapeuten ab, neue Spiele zu erproben, letztendlich auch von seiner eigenen Begeisterung. Ich habe nicht vor, alle Spiele hier näher zu untersuchen (es gibt verschiedene Bücher und auch Beschreibungen auf Karteikarten, die speziell auf unseren Bereich zugeschnitten sind). Ansprechen aber möchte ich Arten von Spielen, wobei die Besprechung von Einzelspielen (Patience, Kreuzworträtsel u.a.) ausgelassen wird.

4.2. Gruppenspiele

Beteiligt sind immer mehrere Bewohner. Die Anzahl ist je nach Spiel verschieden, aber manche Spiele sind erst sinnvoll bei einer Beteiligung von mehr als 6-8 Personen.

Oftmals dienen diese Spiele dem Kennenlernen. Das, was den Reiz vieler solcher Spiele ausmacht, nämlich die Bewegung, die Veränderung („Mein rechter Platz ist leer . . ."), ist im Pflegeheim nicht durchführbar. Der Schwerpunkt kann hier also nicht auf Reaktionsschulung liegen, wie beim „Zublinzeln", sondern verlagert sich auf Training der Konzentration, Ausdauer, des Gedächtnisses und auf Förderung der Beweglichkeit in weniger schnelligkeitsbetontem Rahmen. Bekannt ist wohl das „Wollknäuelspiel". Das Wollknäuel wird weitergegeben, jeweils an den Nächsten eine Aufgabe gestellt. Jeder hält den Faden fest, so daß ein „Spinnennetz" entsteht. Der Therapeut muß variieren, abhängig von der Situation können die Aufgaben gestellt sein: Namen des Vorhergehenden sagen, Blume (mit oder ohne bestimmten Anfangsbuchstaben), eigener Geburtsort, Wort mit dem letzten Buchstaben des vorherigen Wortes als Anfangsbuchstaben etc. Der Reiz des Spieles liegt darin, daß man über die Wolle „Verbindung hält" zu den Mitspielern, man hat die Wahl, an wen das Knäuel weitergereicht wird. Kann man darauf verzichten, so genügt das Drehen einer Flasche in der Mitte der Gruppe, deren Hals dann auf den jeweils Nächsten zeigt, der etwas nennen muß. Wer geistig sehr fähige Bewohner in der Gruppe hat, mag hierbei als Aufgabe das Weitererzählen einer Geschichte stellen, stark desorientierte Bewohner haben dagegen Schwierigkeiten mit der Aufgabe „Nenne ein Tier mit A".

In einer Gruppe kann auch spielerisch Bewegung beübt werden, etwa, indem der Therapeut eine kurze Geschichte erzählt. Es kann eine bestimmte Bewegung (Arme vorstrecken) vereinbart werden, die auf ein bestimmtes Stichwort kommen soll, z.B. jedesmal bei „weit/weiter". Auch kann ein Text gewählt werden, in welchem viele Bewegungen beinhaltet sind: „Wir schleichen am Stier vorbei über eine Wiese, gehen durch den Wald, springen über den Bach, laufen über die Straße, sehen einen Vogelschwarm und klatschen in die Hände" usw. Dies ist natürlich eine Kurzform, außerdem ist dieser Text nicht bei stark Gehbehinderten einsetzbar, doch lassen sich auch für die oberen Extremitäten gute Texte erzählen. Etwas weniger anspruchsvoll sind die Staffeln mit 2 Parteien, gut einzusetzen sind sicherlich Luftballons auf Löffeln, Wattekugeln auf der Gabel etc., weniger geeignet scheint mir, ein Stück Papier mit ansaugen an einen Strohhalm weiterzugeben oder die Hülse einer Streichholzschachtel nur mit der Nase. Die Einsatzmöglichkeiten müssen individuell geprüft und entschieden werden. Es soll ja nicht durch Überforderung ein Minderwertigkeitsgefühl entstehen. Für diesen Fall aber soll dann auch Zeit gegeben sein, gleich anschließend in einem Gespräch die Probleme zu klären.

4.3. Tischspiele

Die Teilnehmerzahl ist begrenzt, meist auf 2-8 Mitspieler und es werden sehr unterschiedliche Anforderungen an die Teilnehmer gestellt. Mit am einfachsten ist „Mensch ärgere Dich nicht", inwieweit sich Schach, Mühle, Dame, Halma, Hase und Igel, Jumbolino, Memory, Domino und viele andere einsetzen lassen, hängt stark vom Interesse der jeweiligen Gruppe ab. Ich will nur auf die Möglichkeit hinweisen, daß man Spiele entsprechend selbst herstellen kann, die besonders groß und übersichtlich oder strukturell vereinfacht sind, manche gibt es auch in solcher Form im Handel, teilweise von verschiedenen Firmen unter unterschiedlichen Namen.

Je nach Anforderung müssen Spielfelder groß, farbig, tastbar sein, die Figuren müssen sich gut greifen lassen, umfangreiche Regeln vereinfacht werden.

4.4. Kartenspiele

Einige Kartenspiele sind bekannt und werden oft gespielt, zwei neuere gibt es, die sich allerdings an ältere anlehnen. Dies sind „Uno" und „11er Raus", die beide einfach und übersichtlich gestaltet sind, leicht gelernt werden können und beim Spielen sehr viel Spaß machen.

4.5. Würfelspiele

Sie erfordern wenig Geistesleistung, eher etwas Geduld. Es gibt sie aber in reicher Variation. Meist sind sie auch dem Gruppenerleben sehr zuträglich. Eine nähere Besprechung erscheint mir hier nicht notwendig.

Der Erfindungsgabe des Therapeuten obliegt es, mit einfachsten Mitteln Spiele selbst herzustellen. Aus Ansichtskarten oder selbstgemalten Bildern macht man mit wenigen Scherenschnitten ein Puzzlespiel, innen ausgemalte Walnußhälften dienen als Farb-Memory, zur Schulung des Tastsinnes können Materialien hineingeklebt werden (Wolle, Sandpapier, Gumminoppen, kleine Legosteine).

4.6. Puzzle und Legespiele

Als Wahrnehmungs- und Konzentrationstraining sind sowohl Puzzle als auch einfache Legespiele (wie Bilderlotto) geeignet, manchmal auch bei stärker Desorientierten.

Wichtigste Voraussetzung ist, daß die Spiele übersichtlich sind und die Anforderungen angepaßt werden. Für Puzzle bedeutet das: solche mit wenigen Teilen verwenden. Abgesehen von Puzzles für Kleinkinder (bedingt) sind didacta-Puzzle empfehlenswert. Hier gibt es eine ganze Reihe mit rund 50 Teien, die entsprechend den Formen gestanzt sind (z.B. ist ein Baum ein ganzes Teil, ebenso eine Figur, ein Auto usw.), einige sind auch aufbauend konzipiert (bei einer Reihe abgebildeter Flaschen besteht 1 Teil aus 1 Flasche, das 2. Teil aus 2 Flaschen . . .). Nicht zu empfehlen hingegen (außer wieder bei geistig Unbeeinträchtigten) sind Puzzle, bei denen es an Übersichtlichkeit mangelt und die dann schnell überfordern.

Es kann möglich sein, dem Patienten die Lösung der Aufgabe weitgehend selbst zu überlassen und dadurch die Konzentration und Ausdauer zu schulen, oft ist es sinnvoller, therapeutisch zu intervenieren, das heißt Hinweise zu geben, zu hinterfragen, zu kommentieren, so daß ein effektives Ergebnis erzielt wird. Zwei Punkte sind besonders zu beachten: die Augen dürfen nicht überanstrengt werden und die Körperhaltung soll nicht zur Versteifung führen.

Ähnliches gilt für Legespiele (Memory, Bilderlotto, Schau genau usw.), die erst adaptiert ihren Einsatzbereich in der Geriatrie finden und eine therapeutische Situation meist wünschenswert machen. Manche Spielformen sind wohl zur Zerstreuung einsetzbar, doch darf der Aspekt eines aufbauenden Trainings gern verfolgt werden. Zu beüben ist das Erkennen, das richtige Zuordnen, das Erinnern, die Konzentration, die Ausdauer, alles beginnend mit geringen Anforderungen und fortgeführt mit vorsichtigen Steigerungen.

Die Auswahl dieer Spiele betreffend soll empfohlen sein, sich ab und an beim Handel umzuschauen, eine Reihe entsprechender Spiele sind in großformatiger Ausführung, mit klaren Abbildungen und ansprechend für das Auge erhältlich, dabei nicht nur kindlich wirkend und so auch für das höhere Lebensalter geeignet.

4.7. Funktionelle Spiele

Hierzu zählen Brettspiele, wie das vielverwendete Solitär, bei denen durch entsprechende Spielstein-Adaptationen Greiffunktionen beübt werden, aber auch Spiele, die einen umfangreicheren Bewegungsablauf fördern, wie Kegeln, Kricket, Boule und andere, die sich meist nicht nur im Gelände, sondern in entsprechenden Ausführungen auch im Haus verwenden lassen. Schön sind hierfür auch Bälle, zweckmäßigerweise nimmt man Schaumstoff- oder Wasserbälle. Zur Auflockerung, zur Bewegungsanbahnung, Förderung der Atmung (und damit der Durchblutung) sind diese auch im Therapie-Raum gut geeignet. Hierfür sind auch viele Bewohner relativ leicht zu begeistern.

Bemerkung: Selbstverständlich kann auch das Hirnleistungstraining als funktionell angesehen werden, in dem Fall wären dann praktisch alle Spiele dem funktionellen Bereich zuzuordnen, mir erscheint die vorhergehende Gliederung aus dem Grund der Übersichtlichkeit geeignet.

Bei allen Spielen ist zu beachten:
Wie viele Teilnehmer habe ich
Welche Ziele strebe ich an
Wie groß ist der Aufwand an Vorbereitung (z.B. Materialtransport auf Stationen)
Wie viele Helfer habe ich (etwa Praktikanten)
Wieviel Zeit nimmt das Spiel in Anspruch, muß ich unter Umständen abbrechen?
Welche Variationsmöglichkeiten oder Alternativen habe ich.

Neuere Spiele sollten zudem erst im therapeutischen Team ausprobiert werden.

4.8. Stengel - Methode

Ich spreche diese Möglichkeit an, weil sie als „Gedächnistraining" in geriatrischen Abteilungen „verkauft" wird. Es handelt sich um eine Sammlung von Denksportaufgaben, die von einer Schweizer Ärztin herausgegeben wurde. Als solche Sammlung bietet sie annehmbare Dienste, Erwartungen darüber hinaus sollten aber nicht gestellt werden. Eine wirklich methodische Anwendungs-Möglichkeit sehe ich eigentlich nur prophylaktisch. Ich nehme diese Sammlung manchmal zu Hilfe, während einer Gruppentherapie Auflockerung zu betreiben, ein Gespräch in Gang zu setzen, parallel dazu wird meist an den Werkstücken gearbeitet. Die Freude der Bewohner an solchen Aufgaben ist sehr unterschiedlich, einfach strukturierte Fragen kommen am ehesten an, so die Ergänzung von Stichwörtern, Gegensätze benennen etc. Wer die Bücher dieser „Methode" in der Abteilung hat, kann sie als Grundlage nehmen, ebenso geeignet sind aber verschiedene Spielebücher, Schulbücher, Zeitschriften, in denen Denksportaufgaben zu finden sind. Mit eigener Phantasie lassen sich schnell Aufgaben entwickeln, z.B. Schnur oder Perlen in ein Glas füllen zum Schätzen, mit dem Kassettenrekorder Geräusche im Heim zum Erraten aufnehmen, einfach sind auch teilweise schon genannte Spiele wie „Denkfix" (Blume mit H), Wollknäuelspiel, Kimspiele (Erinnern mehrerer Gegenstände).

Ein sinnvolles Ziel ist die Anregung der Bewohner zu eigenem Denken, Erinnern oder Entwickeln solcher Spiele, Erzählen, Vorlesen, Dichten etc., ebenso wie das Lernen oder Wiedererlernen von Liedern, also alles, was als Hirntraining anzusehen ist, wobei Frustrationen (auch geistig weniger fähiger Mitbewohner) gering gehalten werden sollten.

Erwähnen möchte ich auch, daß einige dieser Spiele eingesetzt werden können als Konzentrationsübung oder in der Arbeit mit Aphasikern, das Spiel muß dann entsprechend abgewandelt, vereinfacht werden.

4.9. Musiktherapie

Wir betreiben im Heim keine Musiktherapie im ursprünglichen Sinne, aber musikalische Elemente können mit einigem Erfolg auch therapeutisch genutzt werden. Selbstverständlich: Vieles läßt sich nur einsetzen, wenn der Therapeut selbst „musikalisch veranlagt" ist, für manches genügt aber auch theoretisches Interesse. Ich sehe folgende Möglichkeiten:

— Musik während der Therapie. Besonders bei Gruppenarbeit läßt sich eine bestimmte Atmosphäre schaffen. Auf den Musikgeschmack, auch auf die Lautstärke-Verträglichkeit der Bewohner ist einzugehen, deren Bedürfnisse sind ausschlaggebend. Es ist nicht unbedingt Sache der Betreuten, den ganzen Tag in voller Lautstärke Popmusik zu hören. Leider ist auch auf einigen Stationen üblich, ohne Befragen der Bewohner nach Bedürfnissen des Personals die Anlage laufen zu lassen. Abgesehen davon kann Musik positiven Einfluß haben, aber auf Wunsch muß auf Berieselung verzichtet werden. Vielleicht sind mehrere Räume vorhanden, wo man beiden Bedürfnissen gerecht werden kann, sonst lassen sich Kompromisse schließen. Die Musik soll hier anregende Wirkung haben, untergeordnet ist dabei,ob es sich um Klassik oder moderne Musikrichtung handelt.

— Arbeiten zu Musik: Angrenzend hierzu kann es eine Aufgabenstellung sein, nach einer bestimmten Musik zu arbeiten. Sie kann den Rhythmus bestimmter Tätigkeiten beeinflussen, Malen nach Musik ist denkbar, oder ein Versuch, die Stimmung der Musik wiederzugeben über die Auswahl von Farben und Formen.

— Bewegung zu Musik. Dies fällt auch noch in den krankengymnastischen Rahmen; bestimmte Übungen, etwa das Gehen, lassen sich durch Musik unterstützen, die einfach und rhythmisch strukturiert sein sollte (Marschmusik). Darüber hinaus anwendbar sind in unserem Bereich Sitztänze, je nach Zusammenstellung der Gruppe kann man die unteren Extremitäten mit beüben oder sich auf die oberen Extremitäten beschränken. Nach wiederum einfacher Musik: Marsch, Polka, Foxtrott usw. - es gibt dafür auch moderne Stücke (Tageshits, Schlager) wird geklatscht, Arme hochgestreckt, seitwärts gestreckt, Übungen mit dem Nachbarn oder Gegenüber gemacht („Holzsägen"). Das Bewegen des Rumpfes, etwa Seitbiegen des Oberkörpers, soll nicht vergessen werden, leider schränken Rollstuhlarmlehnen den Radius ein. Zusätzlich gibt es viele einfache Mittel, diese Bewegungen spielerischer zu machen und dadurch den Spaß zu erhöhen: Mit bunten Tüchern kann gewinkt, mit leichten Bällen geworfen werden. Einfaches Tauwerk kann als symbolische Verbindung beim Schunkeln genommen werden, mit langen, breiten Bändern werden „Figuren" in die Luft gezeichnet. Die Vielfalt der Möglichkeiten läßt hier große Abwechslung zu. Ein Blick in die Prospekte von krankengymnastischem Übungsmaterial ist sicher anregend, aber z.B. fehlende Bälle lassen sich auch spontan durch Wollpompons ersetzen. Aufgabe des Therapeuten ist, dem ganzen eine Struktur zu geben, also schnelle Bewegungen durch „Ruhephasen" abwechseln zu lassen. Die Dauer der Übungen kann sich, je nach Zustand der Bewohner und Art der Übungen, auf 20 Minuten bis maximal 1 Stunde belaufen, dann aber mit echten Verschnaufpausen zwischendrin.

— Anhören von Musik.Dies setzt ein grundsätzliches Interesse voraus, beim Therapeuten auch Kenntnis oder wenigstens Einfühlungsvermögen in die Musik. Das kann so aussehen, daß man sich gemeinsam eine oder mehrere Schallplatten anhört, sich darüber unterhält. Die Art der Musik hängt von der Neigung der Bewohner ab, es kann aber auch ein Vergleich stattfinden, zum Beispiel: Es wird die Lieblingsmusik des Bewohners vorgestellt, er erzählt, was ihm daran gefällt, anschließend kommt die abweichende Lieblingsmusik eines Mitbewohners, der Therapeuten oder anderer teilnehmender Personen. Aber: Ziel darf nicht sein, den anderen vom eigenen Musikgeschmack zu überzeugen, sondern nur gegenseitiges Verständnis zu wecken, nicht für die Musik, sondern für die Person des Anderen. Im Zusammenhang mit der Musik kann über daran geknüpfte Gefühle und Erlebnisse gesprochen werden, die sonst niemals zur Sprache kämen. Gelegentliche oder regelmäßige Konzertbesuche erfüllen einen ähnlichen Zweck, sind aber aufwendiger in der Organisation.

— Selber musizieren. Viele Bewohner machen sehr gern Musik, dies sollte nach Möglichkeit unterstützt werden. Das Singen erweitert die Atmung, und deutlich zu sehen ist eine psychische Stabilisierung. Zudem ist es eine geeignete Form der Aktivierung (z.B. können die meisten Aphasiker noch singen, und bei stark Desorientierten sind alte Lieder noch etwas Vertrautes). Ich selbst habe zur Zeit zwei Musikgruppen. Eine läuft mit schwer desorientierten Bewohnern auf der geschlossenen Station ab. Hier biete ich fast ausschließlich bekannte Volkslieder an und verteile Rasselinstrumente als Mittel, die Lethargie der Bewohner zu durchbrechen, was aber nicht immer gelingt. In der zweiten Gruppe sind relativ selbständige Bewohner, mit denen ich bekannte Volkslieder singe, aber auch neuere Lieder erlerne. Die Freude am Mitgestalten durch Orff'sche Instrumente ist hier sehr viel größer. Vereinzelt gibt es Bewohner, die regelmäßig teilnehmen, aber nicht singen und nicht musizieren, sondern einfach das Dabeisein genießen. Nach Möglichkeit soll das ermöglicht werden, aber nicht in dem Umfang, daß ich als Alleinunterhalter diene. Für die Gruppen habe ich ein Textheft angelegt mit einem Umfang von ca. 90 Liedern. Diese sind jeweils auf der Großschrift-Schreibmaschine geschrieben (also übersichtlich) und richten sich in der Auswahl nach dem, was von unseren Bewohnern gern gesungen wird. Herkömmliche Liederbücher sind oft sehr umfangreich (was das Aufsuchen bestimmter Lieder erschwert), nicht sehr übersichtlich (es gibt jetzt Ausnahmen auf dem Markt) und enthalten manche Lieder, die zwar bekannt sind, die ich aber nicht schön finde und daher nicht singen mag.

Dies ist natürlich subjektiv, die Methode oder Auswahl und Erweiterung bei Bedarf hat sich bewährt. Der Ordnung halber möchte ich an dieser Stelle auf das Urherberrecht hinweisen, das eine Vervielfältigung untersagt, das Anfertigen einer kleinen Anzahl von Kopien und Verwendung in solchem Rahmen aber gestattet. Auch unterliegen traditionelle Lieder nicht dem Urheberrecht, nur deren musikalische oder textliche Bearbeitung.

Es ist für eine solche Gruppe von großem Wert, ob jemand dabei ein Begleitinstrument spielt, geeignet sind besonders Gitarre und Klavier, auch eine melodische und rhythmische Sicherheit sollte gegeben sein, da es ab und zu vorkommt, daß jeder einen eigenen Rhythmus und eine eigene Melodie singt.

In der Praxis wird tatsächlich nur ein Therapeut sich an solche Gruppen wagen, der musikalisches Interesse hat und dann wohl auch ein Instrument spielt. Wer ohne dies trotzdem eine solche Gruppe machen möchte, sucht im Heim nach musikfreudigem Personal (das können auch Praktikanten sein, die allerdings dann nur für kurze Zeit zur Verfügung stehen), nach Angehörigen oder Besuchern, manchmal gibt es auch gut musizierende Bewohner (leider aber selten), vielleicht läßt sich Kontakt knüpfen zu pensionierten Musiklehrern oder musizierenden Jugendgruppen, die diese Aufgabe regelmäßig übernehmen möchten. Das hat den Vorteil, daß der Therapeut verstärkt andere Aufgaben wahrnehmen kann: Auswahl und Adaptation der Rhythmus-Instrumente unter therapeutischen Gesichtspunkten, Haltungskorrektur, allgemeine Beobachtung (kann ich durch Umsetzen eines Bewohners etwas verbessern, z.B. wenn der sich unwohl fühlt, weil direkt neben ihm jemand „brüllt") und Moderation.

— Orff'sche Instrumente. Dieses zählt zum „Selber musizieren", ich habe eben auch den Einsatz von Rasselinstrumenten (Perkussionsinstrumente) angesprochen. Es gibt eine Vielfalt, die sich unterschiedlich einsetzen läßt. Beim Singen können sie den Rhythmus unterstreichen, sollen aber in erster Linie eine Betätigung unterstützen.

Mit einer richtigen Auswahl von Instrumenten kann ohne Gesang musiziert werden, hier sind Melodieinstrumente (z.B. Xylophon) erforderlich, die einfache Linien verfolgen. Nun ist im therapeutischen Einsatz, besonders im Pflegebereich, nicht ein wunderschönes, kompliziertes Musikstück das Ziel, sondern das Musizieren unter verschiedenen Aspekten. Zunächst wird berücksichtigt, welche Instrumente zu welchen Bewohnern passen, das ist teilweise bereits äußerlich bedingt, weil einige Instrumente beidhändig bedient werden müssen (Adaptationen sind teilweise möglich). Aber es können auch Neigungen zu bestimmten Instrumenten festgestellt werden, jedes hat ja seinen eigenen „Charakter", also einen zurückhaltenden, zarten Klang, ein schelmisches Ratschen oder ein polterndes „Auftreten": „hoppla, jetzt komm' ich".

Durch Ausprobieren finden die Bewohner oft „ihr" Instrument, dabei können konträre Charaktere zusammentreffen, es soll nicht verwundern, wenn ein introvertierter Bewohner sich die laute, fordernde Trommel nimmt und hiermit seine Zurückhaltung überwinden kann. In der Probierphase werden Instrumente einzeln, vielleicht reihum getestet, verschiedene Klangmöglichkeiten erkannt. Zusammen kann man Klangerlebnisse wie laut/leise, langsam/schnell kennenlernen.

Darüber hinaus lassen sich viele Dinge durchspielen: Zwiegespräche einzelner Bewohner über die Instrumente, Ausdrücken von Gefühlen (unverfänglich möglich über das Wetter: Regen/Sonne); verschiedene Spiele können durchgeführt werden. Schließlich können kurze Singspiele geübt werden, in denen die Instrumente Geräusche nachahmen (Kirchenglocken, Regen, Schritte, Fallenlassen usw.)

Ein Erlebnis ist mir aus einem Praktikum in der Psychiatrie bekannt, wo ich eine Musikgruppe mit einer Kollegin hatte. Während des Musizierens verließ eine junge Patientin heulend die Gruppe. Da die Kollegin die Gruppe übernahm, konnte ich mich um die Patientin kümmern, wir hatten ein sehr langes, intensives Gespräch, bei dem ihre ganze, sonst verborgene Problematik zum Vorschein kam, ausgelöst durch die Musik. Die Patientin war nach dem Gespräch sehr viel gelöster und zuversichtlicher, ihr Verhalten innerhalb und außerhalb der Ergotherapie wurde lockerer und ihr Zustand im positiven Sinne stabil. In der Geriatrie, speziell im Pflegeheimbereich, sind solche Äußerungen, Gemütsbewegungen durchaus nicht an der Tagesordnung. Wir müssen sehr viel behutsamer vorgehen, und sollten beobachten, wieviel Spaß die Bewohner daran haben, sich hier zu produzieren. Das heißt, der Therapeut muß sehr viel mehr Einfluß nehmen, muß anregen, dämpfen.

Es ist bestimmt sinnvoll, diese Aktivitäten kurz zu gestalten und „abstraktes" Musizieren mit konkretem zu verbinden, also nach 20 Minuten Experimentieren etwa bekannte Lieder singen, auf jeden Fall auch zwischendrin Empfindungen ansprechen, Wünsche erfragen, moderieren.

Möglich ist, sich einfache Instrumente selbst herzustellen. Mit Kindern, Jugendlichen, interessierten Erwachsenen ist das sehr effektvoll, in unserem Bereich halte ich davon wenig. Bewohner sind zum Selberbasteln kaum zu motivieren, und auch von Therapeuten oder Praktikanten gebaute Instrumente kommen bei weitem im Klang nicht an das Orff'sche Instrumentarium (das verschiedene Firmen herstellen) heran. Es ist eine Anforderung an die Instrumente, auch bei laienhafter Bedienung einen guten Klang zu entwickeln, hieraus entsteht ein Aufforderungscharakter, der Umfang an Ausdrucksmöglichkeiten ist entsprechend hoch, und die Freude am Musizieren wird nicht gleich im Keim erstickt. Darüber hinaus wirken diese Instrumente bereits optisch und durch das Tastgefühl anregend, positiv, werten das Musizieren in dieser Art auf.

Eine gute Grundausstattung für eine Gruppe von 8-12 Teilnehmern bekommt man für rund 2.000 DM (Orientierungswert). Es sind verschiedene Ausführungen erhältlich. Am Beispiel Xylophon: angeboten wird es in reinem Holz, das vom Preis her am höchsten liegt, im Klang aber bisher unübertroffen ist. Ich bevorzuge die Ausführung aus einem speziellen Kunststoff (Glasfiber), der im Klang nur minimal weniger bietet als Holz, dafür aber den Vorteil hat, eine grobe Behandlung ohne Blessuren zu überstehen. Ich mache hier also einen Kompromiß zwischen meinem Wunsch nach natürlichem Material (wie bereits beschrieben) und der optimalen Verwendbarkeit in der Praxis, zumal es gelungen ist, auch äußerlich eine sehr große Ähnlichkeit zum Holz herzustellen.

4. 10. Instrumenten - Liste

1	Alt-Xylophon, diatonisch
4—6	Baß - Klangbausteine
1	Satz Sopran - Klangbausteine
1	Rahmentrommel
1	Holzblocktrommel
1	Glockenkranz
1	Drehpauke 40 cm
1	Guiro (Samba-Ratsche)
1	Schellentrommel
1	Schellenrassel
1	Schellenkranz
2	Kastagnetten auf Brett
1—2	Triangeln
4—5	Maracas (oder 2 Paare)
1	kleines Becken
1—2	Paar Schlagstäbe, ausreichend Schlegel

Als Grundausstattung reichen diese Instrumente, um mit 8 - 12 Bewohnern eine „Orff'sche Musikgruppe" oder eine Gesangsgruppe mit rhythmischer Begleitung aufzubauen. Chromatische Xylophone lassen sich nur einsetzen, wenn musikalische Grundkenntnisse vorhanden sind.

4. 11. Freizeitgestaltung

Unter dieser Rubrik spreche ich Möglichkeiten an, die besonders in der Geriatrie dem Aufgabenbereich der Ergotherapie zugeordnet werden. Es ist zweitrangig, ob man bestimmte Veranstaltungen anbietet, weil sonst wenig geboten wird, oder ob man darin wichtige therapeutische Aspekte sieht. Notwendig sind sie sicherlich, und ich neige der zweiten Ansicht zu, wenn diese Aspekte auch oft im Verborgenen blühen. Deutlich soll das werden an der Beschreibung einiger Aktivitäten.

1. Ausfahrten

Wir veranstalten von der Ergotherapie aus ca. 8 mal im Jahr Ausfahrten. Diese dienen dazu, einen anderen Aktionsradius zu schaffen, als ihn das Heim bietet, „mal was anderes zu sehen". Ein psychischer Faktor spielt eine Rolle. Man mag das als „Kaffeefahrt" belächeln, Tatsache ist, daß die mitfahrenden Bewohner diese Angebote lieben, es sind unterwegs Gespräche und Kontakte möglich, wie sie im Rahmen der Ergotherapie kaum geboten werden können; durch (wenn auch kurze) Spaziergänge werden die Bewohner aktiviert, nach Rückkehr haben sie neuen Gesprächsstoff auf den Stationen und eine gute Erinnerung, ein positives Erlebnis, von dem sie eine Zeitlang zehren können.

Es steigt hierdurch die Motivation für Ergotherapie, man darf auch das Kriterium der „Belohnung" (für regelmäßige Teilnahme an der Therapie) sehen, es können auch Bewohner mitgenommen werden, die nicht in die Ergotherapie gehen, aber die Kontakte bereichern. Es ist sogar denkbar, daß außen gewonnene Eindrücke Anstoß geben für bestimmte Werktechniken.

Die Ausfahrten sind verbunden mit einem organisatorischen Aufwand, der sich auch sehr nach den Gegebenheiten des Heimes richtet, eine Checkliste soll Hilfe bei der Planung geben. Vorher will ich allgemein über verschiedene Dinge schreiben.

Wir verfügen über 2 heimeigene Kleinbusse, von denen einer auch 3 Rollstuhlfahrer transportieren kann. Meist leihen wir uns einen dritten Bus von einem anderen Heim. Vorteilhaft ist die Kostenfrage. Mietgebühren fallen nicht an. Kraftstoff wird über einen anderen Etat abgerechnet, so daß durch die Fahrt selbst unser Budget nicht belastet wird. Bei angemieteten Bussen sind Kosten bereits in der Planung zu berücksichtigen. Umhorchen allerdings kann man sich bei anderen Behinderten-Einrichtungen oder Organisationen, die vielleicht Busse preiswert zur Verfügung stellen, dann ist die Frage des Fahrers zu klären sowie der Versicherungsschutz.

Von Bedeutung ist die Auswahl der Bewohner und der Begleiter. Ich kann nicht mit 33 Bewohnern und 3 Begleitern (die gleichzeitig Fahrer sind) losfahren, wenn davon 6 Rollstuhlfahrer sind und weitere 4 Personen intensive Betreuung benötigen. Ich komme in Schwierigkeiten, wenn nicht vorher die Frage geklärt ist, wer sich um wen kümmert. Dabei können aktive Bewohner beteiligt werden, etwa durch Schieben eines Rollstuhls, sollten aber nicht überfordert sein. Bei uns ist die Regel, daß eine geprüfte Pflegekraft mitfährt. Ist das nicht möglich, muß man alle Bewohner ausschliessen, bei denen Schwierigkeiten auftreten können (Kollaps bei Diabetikern, Lösen des Beutels bei Stomaträgern, Lösen des Katheters u.a.)

Weiter wichtig ist mir, die Fahrt jeweils von ärztlicher Seite und der leitenden Oberschwester (bzw. Oberpfleger) genehmigen zu lassen, die dann auch Bedenken zu einzelnen Bewohnern äußern können, sowie eine Absprache mit den Stationen. Wegen bestimmter Schwierigkeiten (Bewohner ist zur Zeit der Abfahrt nicht fertig mit Essen oder Anziehen, auf Station weiß niemand etwas davon) bin ich dazu übergegangen, den Bewohner dem Pflegepersonal schriftlich zu benennen, ebenso die Abfahrtzeit und den -ort. Das wird jeder Station ausgefertigt, zudem sage ich mündlich 1-2 Wochen im voraus Bescheid, dann einige Tage vor Abfahrt, dann noch einmal am gleichen Tage morgens oder am Nachmittag vorher. Bei den Stationen, wo immer alles glattläuft (wo also der Informationsfluß gewährleistet ist) bitte ich jeweils um Nachsicht hierfür, denn leider ist es nicht überall so, und jeder darf auf meinen Vorschlag verzichten und seine eigenen Erfahrungen machen. Daß auch die Bewohner selbst entsprechend informiert werden, setze ich voraus, da niemand ungefragt eingeplant werden sollte. Zur Planung gehört das Festlegen des Ziels und der Inhalte der Ausfahrt. Das hängt eng zusammen, ich kann zum Kaffeetrinken in eine Kirchengemeinde fahren, ich kann Besichtigungen vornehmen wollen, die Fahrt kann den ganzen Tag dauern, nur halbtags vormittags oder nachmittags, für Theaterbesuche auch nur abends.

Für Ausfahrten mit entfernterem Ziel wird meist eine Genehmigung der dafür zuständigen Stelle benötigt (z.B. Heimleitung), sofern keine generelle Regelung besteht. Der Zustand der Bewohner soll berücksichtigt werden, aber für manche Ziele kann eine 2 - 3stündige Fahrt berechtigt sein. Vorher ist zu klären, etwa durch eine Informationsfahrt, wie das Ziel beschaffen ist, ob es geeignet ist. Ein Lokal, in dem man schlecht sitzt, wo die Toiletten nur für Gesunde zu erreichen sind, ein Museum, in dem viele Treppen zu überwinden sind, ein Waldspaziergang im unwegsamen Gelände ist für unsere Zwecke ungeeignet und beeinträchtigt den Genuß der Fahrt. Allerdings sind Kompromisse möglich: die guten Fußgänger besuchen die Ausstellung im 3. Stock ohne Fahrstuhl, die Rollstuhlfahrer hören sich parallel eine Freiluftdarbietung an, beim anschliessenden Grillen tauscht man die Erlebnisse aus. Für den, der erstmalig eine Ausfahrt organisieren will, mag das etwas kompliziert erscheinen, aber wenn die wichtigsten Punkte beachtet werden (und dazu genügt manchmal ein Telefonat oder eine Kurznotiz an zuständige Stellen), wird die Organisation problemloser und einErfolg der Fahrt begünstigt. Zum erstmaligen Ausprobieren und für etwas spontanere Fahrten später reicht ein Nahziel, mit einem Bus, 1 - 2 Begleitern bzw. Fahrer und 5 - 6 Bewohnern, die wenig behindert sind.

2. Checkliste für Ausflüge

Festlegen:

Wer soll mitfahren (auch wie viele Bewohner/Begleiter), welcher Termin kommt in Frage, welches Ziel wird gewählt, verbunden damit: soll am Zielort gegessen/Kaffee getrunken werden oder nimmt man Picknick mit, wer fährt die Busse (entfällt beim Anmieten großer Busse)

Bestellen:

Tische im Restaurant und Café, mehrere Wochen vor dem Termin
Essen (wenn nicht nach Karte bestellt wird)
Evtl. Bus
Ggfs. Eintrittskarten bei Veranstaltungen
Größere Summen Geld evtl. vorher beantragen
Pflegeperson als Begleitung anfordern (rechtzeitig wegen des Dienstplans)

Benachrichtigen:

Ärzte
Oberschwester
Verwaltung
Stationen: wer mitgeht, daß keine Therapie an dem Tage stattfindet

Beachten:

Sind die Busse betankt, in Ordnung
Ist der Notfallkoffer dabei (ist auch Aufgabe der begleitenden Pflegekraft)
Bei mehreren Fahrern: Absprache der Route/Treffpunkte
Bewohner unmittelbar vorher noch einmal ansprechen
Rechtzeitig einsteigen lassen (mindestens 1/2 Stunde vor Abfahrt)

Mitnehmen:

Ausrüstung für schlechtes Wetter (Regenschirme, Capes, Jacken)
Kaltgetränke
Decken
Windeln
Telefonnummer des Ausflugszieles (Restaurant)
Evtl. Namensliste der Mitfahrenden
Plastiktüten (für Abfälle, Erbrechen usw.)

3. Tanztee

Auch eine regelmäßige Einrichtung unserer Ergotherapie ist das monatliche Ausrichten eines Tanztees. Dieser ist ein recht beliebtes Abgebot, es gibt immerhin eine Reihe von Bewohnern, die zum Tanzen gern bereit sind. Hier gilt das, was ich über körperliche Betätigung gesagt habe. Und dazu gehört Tanz ja deutlich und bereitet Freude, auch wenn er nur darin bestehen mag, im Takt von einem Bein auf das andere zu treten. Darüber hinaus werden Kontakte ermöglicht und etwas für das Auge geboten, die zwangsläufig Sitzenden haben etwas zu beobachten.

In der Organisation gibt es verschiedene Möglichkeiten: ich kann eine mehr oder weniger komplizierte Anlage aufbauen, Schallplatten oder Cassetten auflegen und die Teilnehmer tanzen lassen. Die Auswahl der Musiktitel ist natürlich nicht ohne Bedeutung. Ich kann auch eine kleine Kapelle engagieren, die das Musikalische übernimmt, aber hierin vielseitig sein sollte. Es gibt ebenso recht gute Alleinunterhalter. Die Wahl der Mittel ist eine Sache des Etats.

Ich kann durch Spiel-Einlagen den Tanztee auflockern und die Sitzenden einbeziehen, ich kann selbst zum Tanzen auffordern und animieren. Es sollte eine Bewirtung stattfinden. Bei unseren Tanztees, die im Festsaal mit Kiosk stattfinden, ist es üblich, daß die Bewohner sich ihre Wünsche (Kaffee, Kuchen) selbst erfüllen, in anderen Heimen wird eine Kaffeetafel vom Haus gestellt, vielleicht reichen auch Kaltgetränke und Kekse. Letztendlich hängt das mit davon ab, auf wieviel finanziellen und organisatorischen Aufwand der betreffende Therapeut sich einlassen will. Zudem kann nach Bedarf der Raum ausgeschmückt werden, besonders bei entsprechenden Anlässen ist das anzuraten, etwa beim Fasching, Erntedank oder in der Adventzeit.

Es darf aber nicht vergessen werden, daß für das therapeutische Team ein zeitlicher Aufwand der Vor- und Nachbereitung entsprechend einzuplanen ist.

4. Modellversuch

Hier möchte ich ein Projekt ansprechen, das im Pflegeheim Hamburg-Farmsen läuft und sich „Modellversuch Künstler im Pflegeheim" nennt. Es handelt sich um Künstler verschiedener Couleur, die als ABM (Arbeitsbeschaffungsmaßnahme) im Heim zuständig sind für entsprechende Veranstaltungen, das heißt, sie planen und gestalten dort regelmäßige kulturelle Angebote, praktisch eine kleine „Show", die dort auch über die Videoanlage auf die Stationen übertragen wird.Auch wir arbeiten im Rahmen unserer Tanztess sporadisch mit dieser Gruppe zusammen, in der übrigens Bewohner mitwirken. Es können andere Dinge gemacht werden, die wir als Ergotherapie sonst zeitlich oder finanziell nicht schaffen, wie Bühnendekoration, Einüben von Sketchen, Verpflichtung bekannterer Künstler und dergleichen. Einerseits bietet das für uns neue Möglichkeiten und Entlastung, andererseits ist die Gruppe mit unserer Problematik nicht vertraut (Heranbringen der Bewohner, zeitliche Belastbarkeit etc.), was zu einem Überangebot führen kann. Hier sind unsere Aktivitäten auf Vor- und Nachbesprechungen, „Manöverkritik" verlagert, wir bringen unsere therapeutischen Erfahrungen mit ein.

Auf ein weiteres Projekt möchte ich hinweisen, an dem unsere Abteilung nicht beteiligt ist, das aber in anderen Heimen von der Ergotherapie mit initiiert werden könnte.

5. Austausch

Auf Betreiben unseres Heimleiters besteht seit ca. 2 Jahren ein regelmäßiger Austausch mit einem Altenheim in Nürnberg. Das bedeutet, jeweils einige Bewohner von hier (ca. 4) tauschen ihren Platz für 1- 2 Wochen mit Bewohnern von dort. Es fahren jeweils noch Angestellte aus Pflege und Verwaltung mit. Für beide Seiten gibt es ein reichhaltiges Kultur-Angebot wie Stadtrundfahrten, Konzertbesuche, ortsspezifische Besichtigungen (in Hamburg z.B. Fischmarkt) usw., an dem auch Mitglieder des Heimbeirats teilnehmen. So entstehen wichtige Kontakte auch für diejenigen, die nicht am Austausch selbst teilnehmen, der übrigens mehrmals im Jahr möglich ist.

Daß dies mit Schwerstpflegebürftigen kaum machbar oder sinnvoll ist, versteht sich wohl von selbst, aber selbst bei der relativ geringen Teilnehmerzahl stellen solche Aktivitäten eine ungeheure Bereicherung dar.

6. Medien

Weiter ist der Einsatz verschiedener Medien durch die Ergotherapie sinnvoll. Das Zeigen von Bildern oder Dias nach bestimmten Aktivitäten ist, verbunden mit einer Kaffee- und Gesprächsrunde, ein gern angenommenes Angebot. Es sollte aber ein gewisser Grad an Vielseitigkeit und Qualität erreicht sein, dies gilt mehr noch für Anlässse, an denen die Bewohner nicht beteiligt waren, so interessante Urlaubsreisen. Die Bilder müssen sehr aussagekräftig sein und einen logischen Ablauf haben. Eine „Luise vor dem Eiffelturm" in 10 Sichtweisen oder „Seehunde auf der Sandbank in 5 km Entfernung bei Nebel" sind eine Zumutung.

Das gleiche gilt für Filmvorführungen, doch kann man auf geliehene Filme zurückgreifen, die bei Landes- oder Kreisbildstellen zu haben sind.
Eine Videoanlage kann gute Dienste leisten, setzt aber etwas technisches Interesse und Aufwand voraus. In unserem Heim besteht die Möglichkeit, eine Videoaufzeichnung zentral „einzuspeisen" und auf die Stationen zu schicken. So können Bettlägerige an wichtigen Veranstaltungen beteiligt werden durch direkte Schaltung, es kann aber auch ein Zusammenschnitt zu einer bestimmten anderen Zeit über die Fernseher gesendet werden.

7. Literatur

Als Kulturangebot hat Literatur in unserem Heim einen festen Platz, fällt aber nicht in den Bereich der Ergotherapie und ist daher nur der Vollständigkeit halber erwähnt.

Es gibt Vorlesenachmittage auf Stationen, es gibt einen Kulturkreis, in dem Bücher gemeinsam gelesen oder Gedichte vorgetragen werden. Darüber hinaus können gemeinsam Theaterveranstaltungen besucht und später dann auch diskutiert werden. Für den interessierten Ergotherapeuten bietet sich eine ergiebige Aufgabe, entsprechende Kreise anzuregen und zu betreuen.

8. Anderes

Daß darüber hinaus Aktivitäten unternommen werden können, wie Kinobesuche und dergleichen, möchte ich hier nur erwähnen. Den therapeutischen Nutzen mag jeder für sich selbst entscheiden. Vielleicht kann es auch Aufgabe sein, Veranstaltungen ins Heim zu holen, sofern räumlich die Voraussetzungen gegeben sind.

5. Die Organisation einer Abteilung

Ob nun eine Abteilung neu gegründet werden soll oder bereits besteht, es lohnt sich oft, über Fragen der Organisation nachzudenken, es sei denn, die Arbeit läuft optimal ab und der Therapeut ist rundum zufrieden. Allerdings gibt es hier keine Rezeptur, die Merkmale der Abteilungen sind doch verschieden, eine Rolle etwa spielt der Faktor

5.1. Besetzung
(Zusammensetzung und Anzahl der Bewohner):

Meist werden im Pflegeheim Gruppenangebote den Hauptteil der Arbeit ausmachen, doch kann Einzeltherapie angebracht und wünschenswert sein.

Ich habe also zu überlegen: in welchem Ausmaß mache ich Einzeltherapie, welchen Platz soll Gruppentherapie einnehmen. Über den Einsatz dieser beiden Therapieformen habe ich bereits gesprochen, es ist zu bedenken: wie groß darf die Gruppe sein und welche Bewohner nehmen teil, damit der therapeutische Erfolg effektiv wird. Wie viele Rollstuhlfahrer habe ich dabei, wie erreiche ich, daß die entsprechenden Bewohner rechtzeitig und vollständig kommen (ist vorheriges Benachrichtigen jeweils erforderlich, sind sie selbständig, müssen sie geholt, gebracht werden). Muß ich daran erinnern, bestimmte Hilfsmittel (Brillen, Schienen, Prothesen) mitzubringen. Gibt es besondere Handicaps (andere Therapien, Besuche, Friseur, Einkauf, bei Diabetikern Spritzen), die hinderlich sein können.

5.2. Personal

Die Besetzung hängt auch eng mit dem Faktor des Personals zusammen, so verlangt eine größere Gruppe oft die Unterstützung durch Praktikanten, ZDL, die an der Vorbereitung beteiligt werden, Rollstuhlfahrer holen und während der Therapie den Bewohnern Hilfestellung geben. Das heißt, ich muß die Anzahl der Bewohner auf das vorhandenen Personal abstimmen, und zwar auf das dauerhaft vorhandene Personal, außer bei Einzel-Angeboten.

5.3. Ort

Weiter von Bedeutung ist der Ort: Findet die Gruppe in den Ergotherapie-Räumen statt - müssen also die Bewohner kommen, oder mache ich ein Angebot im Tagesraum einer Station, wo die Bewohner ohnehin versammelt sind. Reicht der Platz aus, sind die Lichtverhältnisse gut, muß ich Material zusammenstellen oder andere Vorbereitungen treffen. Bei sommerlichen Aktivitäten im Freien sorge ich für ausreichenden Schatten, evtl. für Windschutz. Grundsätzlich ist es gut, feste Therapieräume zu haben, sie sollten gut Platz bieten und auch die Möglichkeit, sich zu Einzeltherapien oder Gesprächen in reizarme Räume zurückzuziehen. Einfluß darauf hat der Therapeut meist nur bei Neueinrichtung einer Abteilung, aber ggfs. lassen sich Umgestaltungen oder Anbauten vornehmen. Steht nur ein großer Raum zur Verfügung, sollten laute oder staubige Arbeiten nicht kombiniert werden mit ruhigen, besinnlichen Arbeiten. Bestimmte Techniken werden dann nicht oder nur gesondert angeboten, was allerdings die Möglichkeit wiederum einschränkt. Richtwerte gebe ich ungern, aber es sollte wenigstens ein Raum mit ca. 35 - 40 qm vorhanden sein, der Bildung größerer Runden ermöglicht. Mitbenutzung von anderen Räumen (Gymnastiksaal, Konferenzraum) ist notfalls denkbar, erfordert aber Planung und verhindert Spontaneität, zudem ist es meist recht umständlich.

5.4. Zeit

ist sehr wesentlich in der Gestaltung und ein empfindlicher Faktor. Mit kleinen Verschiebungen liegt die Arbeitszeit in unserem Bereich zwischen 8.00 - 17.00. Ein früherer Beginn (in „funktionellen" Abteilungen praktiziert) ist kaum möglich, da die Bewohner gewaschen und angezogen werden müssen, das Frühstück wird dann noch ausgeteilt; die Zeit abends ist begrenzt durch Abendessen (bei uns 18.00). Ein realistischer Beginn für Arbeit mit Bewohnern ist ca. 9.00. Einzeltherapien (Selbsthilfetraining) entsprechend früher und in Absprache mit dem Pflegepersonal. Die Gruppenarbeit dauert dann ca. 2 Stunden, der Schluß wird so gelegt, daß die Bewohner rechtzeitig zum Essen auf der Station bereit sind, dabei sollte berücksichtigt werden, daß vielleicht der Bewohner noch zur Toilette gebracht werden muß, was während des Essenausteilens eine Belastung für das Personal sein kann. Nachmittags kann kaum vor 13.30 Uhr mit Gruppenarbeit begonnen werden, da die Bewohner ihre Ruhezeiten haben. Um diese Zeit ist auch die „Übergabe" des Pflegepersonals, so daß von hier keine große Beteiligung erwartet werden darf. Die Zeit, die nicht für Gruppenarbeit genutzt wird, steht zur Verfügung für Einzeltherapien, Selbsthilfetraining, aber auch für Vor- und Nachbereitungsarbeit, ergotherapeutische Anamnesen, Gespräche mit Ärzten, der Verwaltung, anderen Therapeuten usw. Theoretisch denkbar, aber praktisch schwierig durchführbar (was von den Gegebenheiten der einzelnen Stelle abhängt) ist eine Teilung des Vor- und Nachmittags in zwei kürzere Gruppen, z.B. von 8.30 bis 10 Uhr und von 10 - 11.30 Uhr, gewährleistet sein muß dann aber Pünktlichkeit und reibungsloses Bringen, Holen der Bewohner. Bei uns ist umschichtiges Arbeiten praktiziert, d.h. die Bewohner kommen im allgemeinen jeden 2. Tag, so daß mehr Personen erreicht werden. Denkbar ist auch, Aktivitäten auf den Abend zu verlagern; wie erstrebenswert das ist, sollte jeder für sich entscheiden. Die Gewohnheiten, also Essen, Fernsehen, Schlafenszeiten sind so fest, daß solche Angebote kaum auf Begeisterung und rege Beteiligung stoßen dürften, abgesehen von gelegentlichen Theaterbesuchen. Im übrigen wäre es ratsam, sich auch mit dem Nachtdienst abzusprechen.

5.5. Koordination

Ein empfindlicher Faktor ist die Koordination mit anderen Bereichen.

Andere Therapieabteilungen geben u. U. den gleichen Bewohnern sich überschneidene Termine, es finden Visiten statt, der Friseur kommt auf die Station, das Pflegepersonal plant eigene Aktivitäten, der Pfarrer macht Bibelstunde, es finden Besuche statt usw. Ich muß daher bei der Terminierung dies soweit wie möglich berücksichtigen, also die Einteilung der Bewohner etwa mit anderen Therapiebereichen absprechen, natürlich auch den Bewohner nach Terminen (Besuchen) fragen.

Vorteilhaft ist, wenn feste Zeiten der Ergotherapie sich eingebürgert haben und entsprechend ernst genommen werden. Trotzdem wird es vorkommen, daß von 10 Bewohnern nur 2 oder 3 kommen, weil andere, kurzfristige Termine hinzugekommen sind. Doch kann es gelingen, diese Situationen möglichst selten zu halten.

Folgende Punkte seien noch genannt:

5.6. Bewohnerkartei

Sinnvoll ist es, sich eine Kartei anzulegen mit den wichtigsten Angaben zu den Bewohnern, in der ein ergotherapeutischer Ablauf dokumentiert wird. Hierbei müssen unbedingt die Datenschutzbestimmungen beachtet werden. Übrigens: alle nicht mehr benötigten Schriftstücke mit personenbezogenen Daten gehören in den Reißwolf, nicht in den normalen Abfall.

5.7. Durchlauf

Von manchen Einrichtungen wird ein Nachweis über den sog. „Durchlauf", d.h. die Zahl der behandelten Bewohner verlangt. Dieser Nachweis kann über Strichlisten, Namenslisten o.ä. erfolgen. Trotz einer vom Therapeuten nicht unbedingt erwünschten Mehrarbeit kann er nutzvoll sein. So läßt sich nämlich der Therapieaufwand darstellen. Beispiel:

Angehörige beklagen sich: Wieso kommt Frau X. nie zur Beschäftigungstherapie? Hier kann dann entsprechend belegt werden, daß Frau X. viel öfter kam als sie behauptet, mit entsprechenden Vermerken werden die Termine erkannt, an denen sie aus eigenen Gründen (Krankheit, Besuch u.a.) nicht kam.

Auf jeden Fall sollte der „Durchlauf" nicht von Interessen der Institution bestimmt werden, sondern unter therapeutischen Gesichtspunkten erfolgen, und als Therapeut sollte man seine Interessen sehr deutlich herausstellen. Zahlen können hier nicht genannt werden. Es mag sinnvoll sein, bei bestimmten Gruppenaktivitäten 20 Bewohner zu betreuen, abhängig von Raumgröße und Personalstand ist eine geringere Gruppenstärke erstrebenswert, jedenfalls muß der therapeutische Nutzen gewährleistet sein. Sofern Verordnungen ärztlicherseits erfolgen, gibt es zu beachten, daß auch hier die Organisation systematisiert wird. Nach Möglichkeit sollte die Aufnahme eines Bewohners, der neue Verordnungen bekam, in die Ergotherapie bald erfolgen. Andernfalls ist eine Kurznachricht an den verordnenden Arzt empfehlenswert, ebenso bei Absetzung oder Nichtdurchführung der Therapie. Die Verordnungen werden abgeheftet, können aber auch in die medizinische Akte gegeben werden mit einem entsprechenden Vermerk.

5.8. Material / Werkzeuge

Wie im einzelnen das Material beschafft wird, hängt stark von den Eigenheiten der Institution ab.

In behördlichen Einrichtungen gibt es jeweils Bestimmungen und Richtlinien, die zu erfragen und zu beachten sind. Allgemein ist zu empfehlen, das Material entsprechend den Bedürfnissen einzukaufen, die erst untersucht werden müssen. Bei ständig durchgeführten Arbeiten ist eine langfristige Materialbeschaffung (für 1/2 - 1 Jahr) gut, aber es ist dann ausreichender Lagerplatz vonnöten, und das Material muß für diese Dauer lagerfähig sein. Orientiert man sich am momentanen Bedarf, wird man recht häufig Einkäufe vornehmen müssen, auch sind die finanziellen Konditionen oft ungünstiger. Allerdings ist man flexibler, kann bestimmte Techniken lassen, ohne ein schlechtes Gewissen wegen des noch lagernden Materials zu bekommen.

Ob man nun selbst die Finanzverwaltung übernimmt oder sie über eine Beschaffungsstelle geschieht - es sollte die Ergotherapie einen Überblick haben über schon getätigte Kosten des laufenden Jahres und über den Rest-Etat.

Kleinst-Einkäufe bringen verwalterisch einen recht großen Aufwand, sollten aber aus Gründen der Spontaneität und Flexibilität möglich sein. Auch eine Inventur halte ich für angebracht, für Material kann mit der Zeit eine Mindest- und Höchstmenge für jeden Bereich festgelegt werden, um rechtzeitig beschaffen zu können. Ebenso läßt sich leicht feststellen, welches Material oder Werkzeug eigentlich nicht benötigt wird und abgeschafft werden kann. Bei Werkzeug, insbesondere Maschinen, muß eine Abschaffung aber vorher mit der Beschaffungsstelle besprochen werden, um Schwierigkeiten zu vermeiden.

5.9. Verkauf

Nachgewiesen werden muß wohl immer auch der Verkauf von Gegenständen. Die Preisgestaltung ist oft ins Ermessen des Therapeuten gestellt. Bei Behörden gibt es Richtlinien, so sollte für Bewohner der Materialpreis veranschlagt werden, ansonsten wird je nach Qualität des Werkstücks bis zu 60 % Aufpreis verlangt. Wenn es im therapeutischen Interesse liegt (z.B. Motivation), kann der herstellende Bewohner das Stück auch kostenlos erhalten.

Theoretisch sollte der Verkauf über die Hauptkasse erfolgen, praktisch ist aber meist nur durchführbar, daß der Therapeut das Geld einnimmt und gesammelt an die Kasse weiterleitet, am besten wöchentlich. Die Einnahmen müssen dann eingetragen werden in ein Buch bzw. in Einzelquittungen.

Bei der Buchführung sollte ein Kompromiß gefunden werden zwischen notwendiger Korrektheit der Eintragungen und nur geringer Mehrbelastung des Therapeuten.

Eine Preisliste ist auf Dauer günstig, da der Preis nicht ständig ausgerechnet werden muß, eine Errechnung bis auf Pfennigbeträge halte ich für Firlefanz, ich runde generell auf volle DM-Beträge oder wenigstens auf halbe DM auf, da sich der genaue Materialpreis (mit Abfällen, Farbe, Verbrauchsmaterial etc.) ohnehin nicht errechnen läßt.

5.10. Ordnung

Verbunden mit Material u. Werkzeug ist ein Ordnungssystem, das die Arbeit erleichtert. Eine Übersicht muß gewährleistet sein. Besonders bei größeren Abteilungen sollte darauf geachtet werden, daß alles seinen Platz hat und dahin auch wieder gerät und nicht wegen ständig wechselnder Aufbewahrungsorte eine permanente Suche stattfindet, die zeitaufwendiger und nervenaufreibender ist als das abendliche kurze Aufräumen.

Natürlich muß dann ausreichend Platz in Schränken, Regalen etc. vorhanden sein, den man sich entsprechend aufteilen kann.

5.11. Terminplanung für Aktivitäten

Besondere Aktivitäten regelmäßiger Art werden bereits für das kommende Jahr terminiert, es ist auf Urlaubsplanung, Unternehmungen anderer Bereiche u.a. zu achten.

Ein bestimmtes System ist wichtig zur Strukturierung, z.B. „jeden ersten Montag des Monats". Feste Termine prägen sich ein, nicht nur bei Bewohnern (denen es gegen Desorientierung hilft), sondern auch bei Bereichen des Hauses (Stationen, Verwaltung usw.).

6. Ergotherapie bei verschiedenen Krankheitsbildern

Ich möchte einen groben Überblick darüber verschaffen, wie Ergotherapie bei unterschiedlichen Krankheitserscheinungen aussehen kann, wie sie vielleicht nicht aussehen sollte, welche Probleme sich dem Therapeuten bieten.

Es sollte selbstverständlich sein, sich über medizinische Grundlagen der Erkrankungen zu informieren, auch dann, wenn die entsprechenden Grundkenntnisse bereits in der Ausbildung vermittelt wurden, was ja vorauszusetzen ist.

6.1. Hirnatrophien / cerebrale Störungen

Meist sind die Gründe für Leistungsabbau im Hirn in Durchblutungsstörungen zu finden, dieses zunächst einmal pauschal gesagt. Es sind eigentlich viele Krankheitserscheinungen in diesem Bereich kaum oder zu wenig erforscht. Bestimmte Krankheiten, wie M. Alzheimer, lassen eine Abnahme der Masse des Hirns erkennen, zudem verändert sich die Oberflächenstruktur, aber dies allein ist keine Erklärung für die Erscheinungen, die sich uns darstellen, denn auch bei geistig gesund erscheinenden alten Menschen nimmt die Masse des Gehirns ab, ohne daß Auffälligkeiten entstehen.

Im Pflegeheim haben wir es oft mit Bewohnern zu tun, die in unterschiedlichster Ausprägung desorientiert sind. Allgemein ist zu sagen, daß eine ergotherapeutische Behandlung nur sinnvoll und aussichtsreich erscheint, wenn wir davon ausgehen, daß die Schäden entweder reparabel oder aber zu kompensieren sind. Wir müssen davon ausgehen, wenn wir mit den Bewohnern arbeiten wollen und sofern nicht nachgewiesen ist, daß therapeutisches Einwirken nichts bewirkt.

Ansatzweise gibt es Untersuchungen oder Beobachtungen, die einen Behandlungserfolg aufzeigen, wenn auch oft einen geringen. Das Schwierige ist, daß meist psychische Faktoren, hierzu gehört auch die Hospitalisierung, die Symptome verstärken, so daß Ursachen kaum einwandfrei festgestellt werden können.

Bei der Behandlung dieser Erscheinungen, mit denen zudem sehr schwierig umzugehen ist, müssen wir uns daher auf exemplarisch festgestellte Wirkungsweisen beschränken. Setzen wir also voraus, daß bestimmte Hirnfunktionen ausgefallen, aber wieder trainierbar sind, muß unser Vorgehen einen niedrigen Ansatz haben und sollte nach Möglichkeit systematisch erfolgen. Es haben hier allereinfachste Techniken Platz, die entweder im Langzeitgedächnis abrufbar sind (Wollknäuel wickeln, Singen bekannter Lieder etwa) oder so einfach strukturiert sind, daß sie erlernbar sind, es genügen 2- 3 Arbeitsschritte, die sehr überschaubar sind. Ein Beispiel: Erfolg kann es haben, wenn bei einem Peddigrohrstück mit festen Staken mit einem Faden 1 vor, 1 hinter geflochten wird. Selbst dieser Schritt muß fast ständig erklärt werden, und es kann Wochen dauern, bis der desorientierte Bewohner dies beherrscht (die intensiven Behandlungseinheiten sollten sich bei ca. 30 Minuten täglich bewegen). Dann aber soll vermieden werden, den Schwierigkeitsgrad zu steigern. Der Bewohner hat etwas erreicht, worauf er in seiner Situation stolz sein kann, er fühlt sich jetzt sicher und soll sich auf diesem Stand ausruhen, das Erlernte festigen.

Eine neue Anforderung in dieser Situation kann ihn stark zurückwerfen, verunsichern. Der Therapeut wird jetzt beobachten und abwarten, wann der Zustand einen neuen Lernschritt zuläßt. Sehr wünschens- und empfehlenswert ist es, den Bewohner häufig anzusprechen, seinen Namen zu nennen, Dinge zu erfragen, die im Gedächtnis noch vorhanden sind, ihm Sicherheit vermitteln, sagen und zeigen, wo er sich befindet. Die meisten Desorientierten wissen zumindest, daß mit ihnen „etwas nicht stimmt". Sie leiden darunter und haben ein Recht darauf, psychisch gestützt zu werden. Allerdings ist das für den Therapeuten (und das gilt noch mehr für das Pflegepersonal) eine sehr hohe Anforderung. Zigmal muß der gleiche Satz gesprochen, die gleiche Anleitung gegeben werden, und scheinbar ohne Erfolg.

Die Heimunterbringung unterstützt durch einen Hospitalisierungseffekt die Desorientiertheit. Dem soll hier entgegengewirkt werden, indem dem Bewohner das Zurechtfinden in der neuen Umgebung erleichtert wird.

Zudem muß auch von seiten der Ergotherapie auf alles geachtet werden, was die Hirnleistung verbessert. Bewegung muß gefördert, auf Flüssigkeitszufuhr geachtet werden, und Rauchen sollte möglichst unterbunden werden. Ein Therapeut, der solch einem Bewohner eine Zigarette anbietet, könnte ebensogut mit einem Leberkranken eine Flasche Schnaps trinken. Gute Möglichkeiten bieten Bewegungsspiele, z.B. mit Bällen, nach Musik, auch Singen. Hier wird zudem das Wohlbefinden gesteigert und positive Reize geschaffen, die wichtig sind. Auch denkbar sind einfachste Methoden zur Förderung der Konzentration und als Hirnleistungstraining (etwa mit Bildern), dies aber in Einzeltherapie, auch da soll jede Komplexität vermieden werden, um keine Überforderung herzustellen.

Darüber hinaus sollen wir mitwirken, eine erkennbare Struktur herzustellen, an die der Bewohner sich halten kann; die ihm den Heimalltag erleichtert.

Zitat: „Bei primär cerebraler Ursache ist von medikamentöser Therapie nicht viel zu erwarten. Hier kommen Maßnahmen durch Krankengymnasten, Beschäftigungs- und Arbeitstherapeuten oder Logopäden sowie Versorgung mit Heil- und Hilfsmitteln in Betracht.

Nach erfolgreicher stationärer Rehabilitation kommt es oft schon in kurzer Zeit der Übungsbehandlung zu erneutem Funktionsverlust, dessen Gefahr mit dem Alter zunimmt. Durch richtige, oft ununterbrochene Weiterbehandlung läßt sich diese Rezidivquote auch im hohen Alter eindrucksvoll senken". (aus „Die Rehabilition Behinderter")

6.2. Psychiatrische Erkrankungen

Psychisch pathologische Zustände treten auch im Pflegeheim in Erscheinung, als manifest gewordene Erkrankung jüngerer Jahre, als Begleiterscheinung altersbedingter Krankheiten oder als Alterspsychose evtl. zusätzlich zu anderen, etwa körperlichen Einschränkungen.

Symptome der Schizophrenie, Hirnorganisches Psychosyndrom, Wahnentwicklungen, Depressionen seien als Beispiel genannt. Bei der Behandlung durch den Ergotherapeuten im Heim sehe ich als Vorteil an, daß die Erkrankung innerhalb der Gruppe nicht so sehr zum Tragen kommen muß, bei einer entsprechenden Gruppenzusammensetzung „trägt" diese den psychisch gestörten Bewohner, der unter Umständen die Symptome hier besser kompensieren kann. Es tauchen andererseits Schwierigkeiten auf, die man ernst nehmen sollte. Bei ausgeprägten Krankehitserscheinungen ist möglicherweise, zumal ohne entsprechende medikamentöse Einstellung, eine Therapiefähigkeit nicht gegeben, es können andere Bewohner negativ beeinflußt, „mitgerissen" werden, die Hospitalisierung unterstützt vielleicht die Erscheinungen und Ausbrüche. Es erleichtert die Arbeit durchaus nicht, daß oft die Krankheit nach jahre- oder jahrzehntelangem Bestehen zur Heimeinweisung führt (außer bei „Begleiterscheinungen", d.h. etwa bei reaktiver Depression), nachdem es zu Hause wirklich nicht mehr geht oder wiederholte ambulante oder stationäre psychiatrische Behandlungen nicht gefruchtet haben.

Der Therapeut tut gut daran, hier seine Erwartungen an die eigene Einflußnahme nicht zu hochzuschrauben, andererseits aber alles zu tun, was eine positive Beeinflussung begünstigt. Hier ist erst einmal wieder die Atmosphäre anzusprechen, die dem psychisch Kranken möglichst viel Geborgenheit bieten sollte, wichtig ist auch die Zuwendung (und notfalls auch Distanz) des Therapeuten und auch der Gruppe. Diese Faktoren haben oftmals einen erstaunlichen Einfluß auf das Krankheitsgeschehen, das soweit zurückgehen kann, daß es kaum noch bedrohlich ist, dies gilt insbesondere für Depressionen und Wahnentwicklungen. Auch ist ein Zusammenhang zwischen psychischer Erkrankung und Desorientiertheit erkennbar, wo nach meiner Beobachtung Besserungen parallel ablaufen. Wobei nicht zu klären ist, welches hier der „Motor" ist, d.h. ob eine Besserung der Verwirrung die psychischen Probleme abbaut oder umgekehrt.Es trifft in der Behandlungsphase jedenfalls vieles von dem zu, was zu cerebralen Erkrankungen gesagt ist, günstig ist eine deutliche

Struktur, eine freundliche und offene Annahme des Bewohners und eine angemessene, ansprechende und überschaubare Arbeit. Die bereits vermerkte Zuwendung bedeutet auch, daß der Bewohner Ansprache hat, daß er an Gesprächen teilnimmt, auch dann einbezogen wird, wenn von ihm nur Unverständliches kommt. Wenn auch Werktechniken unser Arbeitsmedium sind, so kann es gerade bei dieser Klientel sehr sinnvoll sein, zusammen Tee zu trinken und „übers Wetter" zu reden, ohne Zwang, ein Produkt zu erstellen.Sehr angenehm ist auch die Verknüpfung mit Musik oder Spielen (die in ihrem Schwierigkeitsgrad angepaßt sein müssen)

6.3. Hemiplegie

Die Behandlung von Hemiplegikern im Heim hat andere Aspekte als die Behandlung anderer Krankheiten und als die Behandlung von Hemiplegikern in anderen Einrichtungen.

Für das funktionelle Einwirken verweise ich auf die entsprechenden Informationsquellen (Bobath/Eggers), die ohnehin bekannt sein dürften. Ins Pflegeheim kommen heute überwiegend Hemiplegiker, die entweder nicht, schlecht oder ohne Erfolg therapiert wurden und damit auch wenig entwicklungsfähig sind. Der Status ist dann, daß der entsprechende Bewohner spastische Lähmungen und Kontrakturen hat, sowohl im betroffenen Arm als auch Bein, die kranke Seite ist meist ziemlich vernachlässigt. Es kommen sehr oft noch schwere, unbehandelte Aphasien hinzu.

Eine gezielte Behandlung ist, je nach Personalstand, nützlich, wenn auch in unterschiedlichem Maße von Erfolg gekrönt. Zunächst einzugehen ist auf die psychische Komponente, da sich sehr oft ein Stück Resignation breit macht. Diese gilt es aufzubrechen, um überhaupt eine Motivation zu erreichen. Es sind dann Techniken einsetzbar, die mit der gesunden Hand durchzuführen sind, hier eignet sich eine nicht zu komplizierte Peddigrohr-Arbeit, aber auch Weben, Stopfweben, Maltechniken. Auf eine physiologisch korrekte, spasmushemmende Lagerung der gelähmten Seite soll aber geachtet werden. Darüber hinaus kann die funktionelle Therapie einsetzen, die dann eine Einzeltherapie ist, günstig ist der Beginn mit Lockerung der Spastizität. Ich benutze dafür recht gern Eis (bzw. tiefgefrorenes Gel oder Kühl-Akkus), mit der die Antagonisten der spastischen gelähmten Muskeln gereizt werden, zunächst also Fingerextensoren und dann die Extensoren der Unterarme. Die Reizung darf auf keinen Fall länger als 3 Minuten dauern, da dann die sedierende Wirkung des Eises einsetzt und bald auch eine Gewebezerstörung eintritt.

Hier ist Vorsicht geboten. Eine oberflächliche Reizung (Reibung) fördert oft mangelhafte Durchblutung. Das „Aufbrechen" des Spasmus geschieht durch Abduktion des Daumens, Strecken der Langfinger, Streckung im Ellenbogengelenk und leichte Außendrehung (Supination) des Unterarmes.

84

Dieses ist eine Grundlage für gute Lagerung, aber dann auch für aktivierende Übungen, die anderen Quellen zu entnehmen sind. Sollte eine relative Aktivierung der gelähmten Seite stattfinden, muß darauf geachtet werden, daß feinmotorisches Arbeiten den Spasmus fördert, also Erfolge sofort zunichte macht. In Ergänzung zur Krankengymnastik können wir aber auch Balanceübungen und andere Übungen für das gelähmte Bein durchführen.

Ein Problem sind die begleitenden Aphasien, die wir nur sehr begrenzt behandeln können, da sie nicht in unseren Fachbereich fallen.

Allerdings ist die Therapie so wichtig, daß der Ergotherapeut einfache logopädische Übungen mit dem ihm anvertrauten Hemiplegiker durchführen sollte, sofern kein Logopäde zur Verfügung steht, was heute leider im Heimbereich oft noch der Fall ist.

Darüber hinaus ist gerade hier jede Form des Selbsthilfetrainings, sofern es realistisch erscheint und zeitlich durchführbar ist, sehr sinnvoll.

6.4. Polyneuropathien

Die Polyneuropathien bieten ein vielfältiges Krankheitsbild und gehen einher mit einer Reihe verschiedener therapeutischer Schwierigkeiten.

Relativ häufig anzutreffen ist die (Mit)Ursache Leberzirrhose, die dann auch Stoffwechselstörungen nach sich zieht. Diese erwirken dann zusammen mit der Bettlägerigkeit sehr leicht Dekubitalgeschwüre, so daß das Zustandsbild je nach Schwere der Erkrankung bei der Einlieferung jämmerlich sein kann. Trotzdem ist eineTherapiefähigkeit gegeben, und ich habe den langen, langsamen Weg von der Schwerstbettlägerigkeit mit Dekubitus, Orientierungsstörungen, reaktiver Depression und starken Schmerzen bis hin zum Laufen im Gehwagen gesehen. Es gilt hier in besonderem Maße, daß ein kooperatives Bemühen aller Bereiche, nämlich der Ärzte, des Pflegepersonals und der Therapieeinrichtungen Grundlage ist für die Entwicklung des Bewohners.

Und wichtig ist gerade hier eine kontinuierliche, häufige Arbeit mit dem Bewohner. Es dauert Wochen bis Monate, bevor die ersten sichtbaren Erfolge auftreten, so daß der Therapeut sich gegen frühe Resignation wehren muß. Das Erkrankungsalter ist im allgemeinen zwischen Ende 40 - 60, so daß hier eine eigentlich nicht geriatrische Klientel im Pflegeheim erscheint, die langfristig Rehabilitation zum Ziel haben sollte ohne Heimunterbringung.

In der Phase der Bettlägerigkeit arbeitet der Ergotherapeut funktionell, beschränkt sich auf die oberen Extremitäten oder hilft beim Durchbewegen der Beine (die übrigens mehr Schmerzen bereiten als der Oberkörper), gibt soweit wie möglich psychische Unterstützung und Ermutigung und darüber hinaus bei Bedarf Ablenkungsmöglichkeiten und bei Desorientiertheit Strukturierung (wiederum geduldig Tage und Zeiten nennen, über den Aufenthaltsort ehrlich

Auskunft geben, möglichst regelmäßig zu den gleichen Zeiten die Behandlung durchführen usw.) und Zuwendung. An Techniken eignet sich in dieser Phase die therapeutische Knetmasse oder andere krankengymnastische Mittel, die Kontrakturen und Deviationen entgegenwirken; ich mache auch hier eine (sehr vorsichtige) Eisbehandlung. Das Durchbewegen soll sich auf den ganzen Arm einschließlich Schultergelenk beziehen. Weil auch die Sensibilität gestört ist, kann u.U. mit Linsen-Bädern und ähnlichem gearbeitet werden.

Nach Möglichkeit soll der Bewohner aufgesetzt werden, auf jedenFall so bald wie möglich, trotz der starken Schmerzen, die er dabei vielleicht hat. Ein waches Auge soll der Therapeut für die Ablenkungsmanöver haben, die in dieser Phase leicht auftreten. Bei allem Resepkt vor den Wünschen des Patienten muß der Therapeut seineTherapieabsichten sanft, aber bestimmt durchsetzen, wenn er Erfolg haben will. Die Flucht vor der Therapie ist mir gerade bei dieser Erkrankung und in diesem Stadium aufgefallen.

6.5. Parkinson-Syndrom

Die Bewohner mit Parkinson-Syndrom kommen im allgemeinen in einem recht fortgeschrittenen Stadium zu uns, da der Krankheitsverlauf eher schleichend ist und erst spät erkannt wird. Die körperlichen Symptome dieser Degenerationserkrankung sollten bei uns behandelt wrden, um die Schwierigkeiten bei alltäglichen Verrichtungen zu kompensieren und dem Abbau Vorschub zu leisten. Hier ist eine gute funktionelle Behandlung gefordert, die dem Krankheitsbild gerecht wird und in Zusammenarbeit mit der Krankengymnastik erarbeitet werden sollte.

Eine Schwierigkeit ist die starke körperliche Anspannung, unter der diese Bewohner stehen, sie können ihre Kraft, die sie etwa für ein Werkstück aufwenden, schlecht dosieren, der Therapeut soll hier lockernd einwirken und die Entspannung fördern. Es ist hier Techniken der Vorzug zu geben, die größere Bewegungen erfordern, zu viele feinmotorische Tätigkeiten fördern eher die Verkrampfung.

Ein anderes Problem sind die Kommunikationsstörungen und der damit verbundene Rückzug und Motivationsmangel. Hier ist ein wichtiger Ansatzpunkt für denTherapeuten, den Bewohner positiv zu unterstützen, wesentlich sind Gespräche, Spiele und Musik für eine psychische Förderung.

Der Therapeut selbst soll im Umgang mit Parkinson-Kranken Sicherheit und Bestimmtheit zeigen, auch fordernd sein, da der Bewohner gern versucht, jeglicher Bewegung weitgehend auszuweichen, insbesondere dem Aufstehen. Der Tremor ist allerdings kaum ein Problem, da er sich bei Bewegung auflöst.

6.6. Polyarthritis

Die rheumatischen Erkrankungen sind im Alter recht häufig und vielfältig. Eine allgemeine Aussage hierzu ist also schwer zu machen, die Behandlung ist zu sehr vom Stadium abhängig. Wichtig für den Therapeuten ist, im entzündlichen Stadium keine Einwirkungen vorzunehmen, ansonsten möglichst frühzeitig zu beginnen, Fehlstellungen vorzubeugen, die Beweglichkeit der Muskeln und Gelenke zu erhalten und zu fördern und ergotherapeutische Übungen vorzunehmen, die eine physiologische Stellung fördern. Zweckmäßigerweise ist hier Einzeltherapie anzuwenden, da nur dann eine zielgerichtete Kontrolle des Patienten stattfinden kann.

Bedenken muß man, daß die Kraft dosiert wird, das heißt die Kraft auf ein Minimum gebracht wird, das für die Tätigkeit eben ausreicht. Bei sehr vielen Tätigkeiten wenden wohl fast alle Menschen wesentlich mehr Kraft auf, als im Grunde notwendig wäre, es findet dadurch schnellere Ermüdung und Verschleiß statt. Gerade bei Rheumatikern muß hier reduziert werden, die Balance gehalten werden zwischen nötiger Beweglichkeit und vermeidbarem Energieverbrauch. Hieraus sollte beim Einsetzen der Techniken geachtet werden, aber darüber hinaus kann und sollte der Therapeut eine Beratung leisten, wie auch bei anderen Verrichtungen die Kraft - auch unter Zuhilfenahme von Hilfsmitteln - sinnvoll dosiert werden kann.

Der zweite Punkt, der zu beachten ist, ist die Förderung von Verkrampfungen und Fehlhaltungen durch das Ausweichen vor Schmerzen. Wollen wir das vermeiden, müssen wir mit dem Schmerz arbeiten, d.h. nicht zulassen, daß eine Bewegung nur bis zur Schmerzschwelle getan wird, die dann zunehmend niedriger wird.

Zwar ist es Aufgabe der Physiotherapeuten, die Bewegungsübungen unter Zuhilfenahme ihnen zur Verfügung stehender Mittel durchzuführen (der Schmerz ist dann geringer), aber der Ergotherapeut sollte ebenso Bewegungen fördern und die Techniken entsprechend einsetzen.

Eine Anfertigung von Lagerungsschienen etwa kann in den meisten Heimen wohl kaum geleistet werden. Sie mag sonst sinnvoll sein, für sehr viel wichtiger halte ich aber reziproke Einwirkung, Gelenkschutztraining und leichte Muskelstärkung der Antagonisten, da Nachtlagerungsschienen auch Probleme mit sich bringen, sie drücken leicht, fördern Schweißbildung und sind einfach lästig.

Auch Rheumatiker müssen psychisch gestützt werden, zumal es im Heim ja oft die im fortgeschrittenen Stadium Erkrankten sind, deren Einschränkungen bei vollem Bewußtsein und erhaltenem Intellekt als recht gravierend erlebt werden.

Eine Eingliederung in die Gruppentherapie sollte nicht Unachtsamkeit gegenüber korrekter Haltung und Bewegung zur Folge haben, ist aber sicherlich wichtig und sollte angestrebt werden.

6.7. Bettlägerige

Mit bettgebundenen alten Menschen Ergotherapie zu machen, ist meist äußerst schwierig, ich muß also, bevor ich großen Aufwand betreibe, den Sinn der Tätigkeit überprüfen. Denkbar ist, mit gezielter funktioneller Therapie, in Zusammenarbeit mit Krankengymnastik und Pflege, der Bettlägerigkeit entgegenzuwirken, also das Aufsitzen anzustreben. Hier wird man, je nach Krankheitsbild, obere Extremitäten beüben, vielleicht aber auch die Beine passiv durchbewegen, leichtes Ausbalancieren des Oberkörpers probieren, auf gute Lagerung achten. Bei dauerhafter Bettlägerigkeit kann versucht werden, eine psychische Unterstützung zu leisten, auch Ablenkung zu bieten. Allerdings ist bei Dauerliegern sehr oft auch der geistige Abbau so weit fortgeschritten, daß kaum erfolgsversprechendes Arbeiten gegeben ist. Daher dürften allereinfachste Techniken genügen.

Sollte dem Therapeuten dennoch der seltenere Fall einer Bettlägerigkeit bei geistiger Klarheit und Funktionalität der oberen Extremitäten begegnen, wird die Aufgabe sein, mit dem Betroffenen eine Technik zu finden, die ihm Spaß macht, therapeutisch geeignet ist und im Bett ohne großen Aufwand durchführbar ist. Hier lassen sich nur allgemeine Hinweise geben. So ist Tonarbeit im Bett kaum angebracht, schlecht möglich ist auch Peddigrohr, das ja eingeweicht werden muß. Relativ gut einsetzbar ist ein kleines Webstück, eine Maltechnik mit trockenen Farben, wickeln von Wollpompons, schriftliche „Arbeiten", kleine Lederarbeiten etc.

Unmöglich allerdings ist fast nichts, wenn also der Bewohner auf Ton fixiert ist und der Einsatz therapeutisch gerechtfertigt erscheint, wird der Therapeut Möglichkeiten der Adaptation finden, ggfs. noch Salzteig anbieten.

Wichtig aber ist, auch Möglichkeiten zu erkennen, den Bewohner wenigstens im Rollstuhl an einenTisch zu setzen, um nicht einer Bettlägerigkeit aus Bequemlichkeit Vorschub zu leisten, die ja u.a. die Decubitusgefahr beinhaltet. Völlig ausschliessen sollte man, daß eine Bettbehandlung nur durchgeführt wird, weil das Pflegepersonal seinen Pflichten, nämlich den Bewohner anzuziehen und aus dem Bett zu holen, nicht nachkommen kann oder will.

Möglich ist eine vorübergehende Ergotherapie am Bett etwa nach Unfällen (Stürzen) oder bei bestimmten Erkrankungen zur Unterstützung schnellerer Aktivierung, also auf kurz begrenzte Zeit gesehen.

Daß darüber hinaus auch für Kurzweil bettlägeriger Bewohner gesorgt werden kann, will ich nicht bestreiten, aber wie weit sich eine meist unterbesetzte Ergotherapie darauf einläßt, wenn sie effektivere Arbeiten dann vernachlässigen muß, ist in deren Ermessen gestellt.

Eine „Betten-Party", Singen, Spielen, Dias sehen und dergleichen mit Bettlägerigen kann unter Abwägung der vorher genannten Punkte sinnvoll sein, sollte aber als Beginn einer Aktivierung gesehen werden, nicht als ihr Ersatz.

6.8. Schwere Sehbehinderung

Ein Problem nicht nur der ergotherapeutischen Arbeit sind die *Sehbehinderungen* schwererer Art bis zur Blindheit, also die *Katarakt,* wobei wir es im allgemeinen mit der Cataracta senilis oder C.diabetica zu tun haben.

Gerade solche spät erworbenen Formen, die eben erst auftreten, wenn schon andere Einschränkungen vorliegen, erweisen sich als außerordentlich hemmend. Es wird jede Therapie wesentlich erschwert oder gar unmöglich gemacht, da einerseits die meisten Therapiemittel ungeeignet werden, andererseits die Auffassungsgabe nicht optisch gestützt wird. Hinzu kommt die Resignation und Depression durch die Erblindung selbst.

Nur bei körperlich und geistig (relativ) gesunden Senioren kommt ein Kompensationstraning in Frage, das Erlernen oder Behalten von Fähigkeiten ohne Unterstützung des Auges (und hier stehen dann auch Selbsthilfemöglichkeiten im Vordergrund und erst nachrangig kreative Tätigkeiten, die dann auch depressiven Erscheinungen entgegenwirken sollen).

Gerade im Pflegeheimbereich aber sind es körperliche und geistige Therapieziele, die angestrebt werden und die nun nicht oder kaum zu erreichen sind. Da die taktile Perzeption ohnehin oft stark reduziert ist, muß man es wohl hinnehmen, daß die Katarakt in Verbindung mit Multimorbidität in der Beübung von Fähigkeiten und vor allem im Erlernen von Techniken unseren Bemühungen deutliche und enge Grenzen setzt.

Um so mehr müssen wir uns mit diesem Personenkreis einen Umgang angewöhnen, der akustisch geprägt ist, Sicherheit, Orientierung und Geborgenheit vermittelt. Das bedeutet: mehr noch als bei den anderen von uns Betreuten sollten gerade diese Patienten Zuwendung erhalten, die Struktur der Umgebung (auch der Abläufe) muß einfach sein, es muß sehr viel erklärt werden. Freilich wird diese Absicht unterlaufen, wenn aufgrund geistiger Ausfälle unsere Hinweise nicht begriffen werden oder wenn zusätzlich das Handicap Gehörlosigkeit besteht.

Mit Sicherheit sind Blinde oder Erblindete dort am besten aufgehoben, wo eine individuelle und intensive Betreuung gewährleistet ist. Eine Verlegung allerdings in entsprechende Einrichtungen kann durch Verlust der gewohnten Umgebung und damit der (letzten) Sicherheit den positiven Zielen gravierend entgegenwirken. So ist vorrangig anzustreben, alle therapeutischen Einwirkungen auf den vertrauten Bereich zu legen, entweder die Betreuung im Hause zu steigern und zu optimieren, oder dies im Heimbereich zu tun.

In der Beratung und Entwicklung geeigneter Therapie*abläufe* und Einsatz geeigneter Therapie*mittel* ist die Ergotherapie durchaus gefordert, darf allerdings nicht in ihren Bestrebungen allein gelassen werden. Der Patient, der ja so intensiv auf Hilfe und Unterstützung angewiesen ist, hat — dies gilt wie für alle nicht oder wenig selbständigen Patienten — verglichen mit der Länge des Tages (und abgesehen vom Wochenende) zeitlich den geringsten Kontakt mit Ergotherapeuten.

Es muß bewußt sein, daß eine Resignation bei Blindheit sehr schnell in allgemeinen Abbau mündet, zunächst in rasche Reduzierung geistiger Fähigkeiten und dann auch in beschleunigten körperlichen Verfall.

Welche ergotherapeutischen Techniken indiziert sein können, ist pauschal nicht zu sagen. Bei intakter Tastfähigkeit sind einfache Techniken sinnvoll, die dem Leistungsstand angemessen sein sollten. Modellierarbeiten bieten sich an, sofern sie sich auf das Arbeiten ohne Werkzeuge beschränken; Wollewickeln darf in Erwägung gezogen werden, möglich sind u.U. einfache Flechtarbeiten, wenn sie den geistigen und feinmotorischen Fähigkeilten entsprechen. Andere Dinge können vielleicht adaptiert werden. Eine Unterstützung, etwa durch das Führen der Hände, aber auch schon die Nähe des Therapeuten ist sehr zu empfehlen.

Eine Abwägung, die sehr sorgfältig erfolgen soll, lautet immer: biete ich eine Technik an (z.B. zur Strukturierung „Verkürzung" des Tages), mache ich Orientierungsarbeit (Zurechtfinden im Zimmer, auf Station) oder Selbsthilfetraining (Anziehen, Essen . . .) oder auch psychischen Aufbau durch Gespräche, Spiele und andere Kommunikationsangebote — oder habe ich Zeit, alles kombiniert anzubieten.

Bemerkung

Die angesprochenen Krankheiten sollen lediglich anregen, Möglichkeiten der eigenen Behandlung im Heim zu reflektieren, zu überdenken, zu verbessern, sollen auch zeigen, daß Problematiken in der Ergotherapie zusammentreffen, die unterschiedlich sind sowohl in den Auswirkungen als auch in den Konsequenzen. Der Therapeut sieht sich vor der Aufgabe, dieses alles in seiner Arbeit zu vereinbaren, sich für Einzeltherapie und Gruppentherapie flexibel zu entscheiden, aber auch Kompromisse zu schliessen, zu denen er u.a. durch den Zeitfaktor und Personalstand gezwungen wird.

Es muß die für sein Heim, für seine Therapieeinrichtung bestmögliche Behandlungsform im Einzelfall herausarbeiten. Dazu ist eben auch erforderlich, die Krankheiten, die ich hier beschrieben habe, aber vor allem die nicht beschriebenen, ganz differenziert zu betrachten, dem Schweregrad Rechnung zu tragen ebenso wie den Begleiterkrankungen, dem Allgemeinzustand, den realistischen Aussichten, dem Alter usw.

Ich setze voraus, daß medizinische Kenntnisse über die Krankheiten und Wissen über ergotherapeutische Indikation und Kontraindikation bekannt sind oder aber erarbeitet werden. Mit dem entsprechenden Grundwissen, Kreativität und Beobachtungsgabe lassen sich jeweils eigenständige Behandlungskonzepte erstellen, die dem entsprechenden Patienten zugeschnitten sind.

7. Besondere Aufgaben des Ergotherapeuten

7.1. Praktikanten - Anleitung

Eine der Aufgaben, die nicht zur Durchführung der Therapie gehören, aber in sehr vielen Abteilungen den Therapeuten beanspruchen, ist die Anleitung der Praktikanten. Wir haben es zu tun mit Altenpflegeschülern, die einen mehrwöchigen „Funktionseinsatz" auch in der Ergotherapie absolvieren, dann mit Schulpraktikanten in der Ausbildung zum Ergotherapeuten und mit Vorpraktikanten, die die Absicht haben, die Schule für Beschäftigungs- und Arbeitstherapie zu besuchen.

Wir müssen zunächst bedenken, wieviele Praktikanten für uns sinnvoll sind, d.h. uns nicht allzu stark belasten. Ich gehe davon aus, daß wir die Aufgabe der Ausbildung ernst nehmen, die mit einem bestimmten Aufwand verbunden ist. Feststellen konnte ich, daß viele Praktikanten zu gleicher Zeit wenig für die Abteilung nützen, denn es lassen sich nicht unbedingt ausreichend viele Arbeiten finden, eine Aufstockung der Bewohnerzahl ist aus räumlichen Gründen nicht möglich oder deshalb nicht wünschenswert, weil nach kurzer Zeit (Ende der Praktika) der Personalstand plötzlich sinken kann.

Allgemein gilt, daß jeder Praktikant eine Zeit der Einarbeitung braucht, er muß den Ablauf der Abteilung kennenlernen, muß wissen, wo Geräte und Material zu finden sind usw.

Ob und wie weit man Praktikanten mit Bewohnern arbeiten läßt, ist eine Frage des Ermessens. Wir müssen uns im Klaren darüber sein, daß wir als Therapeuten für die Behandlung der Bewohner zuständig und verantwortlich sind; d.h. daß wir etwa im Falle eines Unfalls auch Rechenschaft ablegen müssen, auch zu der Frage: Aus welchem Grunde war der Praktikant mit dem Bewohner allein?

Natürlich ist es für beide Seiten schlecht, den Praktikanten nur zusehen zu lassen, und so hängt es in der Praxis eben stark davon ab, welche Persönlichkeit, welches Wissen der Praktikant mitbringt; inwieweit der Therapeut ihn zur Arbeit mit Bewohnern einsetzt. Auf eine theoretische Unterweisung kann aber nicht verzichtet werden. Es soll auch bedacht sein, daß die Bewohner sich auf neue Praktikanten immer wieder einstellen müssen.

7.2. Altenpflege - Praktikanten

Diese sind in der Regel kurzfristig, doch außerhalb der Schulferien kontinuierlich eingesetzt. Unterbrochen wird das Praktikum durch Schultage. Ein Praktikum von weniger als 4 Wochen Dauer ist nicht sinnvoll.

Von Vorteil ist, daß Altenpflege-Praktikanten die Institution meist bereits kennen und bereits auf Stationen gearbeitet haben, daher auch die Bewohner kennen.

Der Umfang der Anleitung hängt davon ab, wie stark das Vorwissen ist, oft kann theoretisches und praktisches Wissen über geriatrische Krankheitsbilder und manchmal auch über ergotherapeutische Techniken vorausgesetzt werden, so daß nur die Umsetzung in die Praxis aufgezeigt werden muß und die speziellen Möglichkeiten und Probleme der Abteilung. Intensiver muß die Anleitung werden, wenn ein Teil der praktischen Altenpflege-Prüfung in der Ergotherapie stattfindet.

7.3. Vorpraktikanten

Vorpraktikanten sollen einen Einblick in die Ergotherapie erhalten, bevor sie eine entsprechende Schule besuchen. Im allgemeinen dauert das Praktikum 3 Monate. Ansprüche an die Mitarbeit sollen nicht zu hoch gestellt sein, in der Praxis ist aber gerade hier die Zusammenarbeit am angenehmsten, weil keine Ausfallzeiten durch Schule, Studiennachmittage, Sichtstunden u.a. gegeben sind und dort eine starke Motivation besteht, was bei Altenpflege-Praktikanten nicht unbedingt so ist, weil von ihnen der Einsatz eher als lästig empfunden werden kann.

Vorpraktikanten wird man Fachwissen nur begrenzt, dem Bedarf angepaßt, vermitteln, denn dies sollen sie in der Schule erhalten, dafür ist es wichtig, Empfinden für den Fachbereich mitzuteilen, Berührungsängste zu nehmen. Eine regelmäßige, kontinuierliche Anleitung wird durch spontane, situationsbezogene Anleitung ersetzt.

7.4. Schulpraktikanten

Die Mitverantwortung des Therapeuten für die Ausbildung ist hier nach meiner Einschätzung am größten. Hier sind ja ergotherapeutische Behandlungstechniken bezogen auf geriatrische Krankheitsbilder anzuwenden. Die theoretische Ausbildung soll in die Praxis umgesetzt werden, und der geriatrische Bereich ist recht umfangreich durch die Vielzahl der Krankheitsbilder. Auch können im besonderen Maße Frustrationen und Unsicherheiten auftreten. Es ist notwendig, gezielt und kontinuierlich das Erlernte an die Praxis anzupassen, den Praktikanten zu unterstützen, therapeutisch sinnvoll arbeiten zu lassen, das kann auch heißen, unrealistische Vorstellungen abzubauen. Abhängig ist das vom Ausbildungsstand (erstes oder viertes Praktikum) und der Persönlichkeit des Praktikanten. Eine erfolgte Ausbildung in der Theorie der Krankheitsbilder muß aber vorausgesetzt werden. Es kann nicht Aufgabe des Therapeuten sein, anatomisches oder psychiatrisches Fachwissen nachzuholen, das ist in den 2 - 3 Monaten Praktikum nicht möglich, ebenso sollte das Grundwissen in den Werktechniken vorhanden sein. Da ein Praktikumsbericht geschrieben wird, Betreuungsbesuche der Schule und ggfs. Sichtstunden stattfinden, ist auch der zeitliche Aufwand des Therapeuten groß.

Aus Verantwortlichkeit den Bewohnern und den Praktikanten gegenüber muß ein bestimmter Aufwand an Anleitung geleistet werden können, andernfalls sollten Praktikanten nicht eingesetzt werden. Nur aus einem Pflichtgefühl, etwa der Schule gegenüber, soll kein Praktikant angenommen werden, der nicht entsprechend ausgebildet werden kann.

Andererseits sollte man sich nicht mit Praktikanten belasten, die auf die Arbeit der Abteilung störend wirken. Es fällt oftmals schwer, rigoros zu sein, aber wenn ein Praktikant durch sein Verhalten für die Abteilung nicht tragbar erscheint, tut man gut daran, sich von ihm zu trennen.

Man bedenke auch, daß Praktikanten das Bild der Ergotherapie, das sie während ihres Einsatzes gewinnen, weitertragen und so tragen sie zur Verbreitung des Ansehens bei, und zwar je nach ihrem Eindruck eines positiven oder negativen Ansehens. Es braucht ja Negatives nicht kaschiert zu werden, aber der Therapeut soll doch bemüht sein, den positiven Eindruck zu fördern, denn es ist davon auszugehen, daß er seine Arbeit so positiv wie möglich gestaltet und das auch gewürdigt wissen will. Speziell Altenpflege-Schüler tragen oft direkt zu einer Verbesserung oder Verschlechterung einer Verbindung zu Stationen bei.

Haben sie ein gutes Praktikum gehabt, aktivieren sie auch ihre Stationen, so daß die Zusammenarbeit reibungslos klappt.Andernfalls wird die Ergotherapie mehr Schwierigkeiten haben. Vor- und Schulpraktikanten tragen Eindrücke entsprechend nach aussen, und gerade hier macht der Therapeut auch ein Stück Öffentlichkeitsarbeit und sollte diese Chance nutzen, das Ansehen seines Berufes zu fördern.

7.5. Unterricht an Altenpflegeschulen

Die Möglichkeit, an Altenpflegeschulen unterrichten zu können, ist für Ergotherapeuten im Pflegebereich oftmals gegeben. Hier ist Gelegenheit, Sinn zu wecken für die Belange der Ergotherapie. Günstig ist, unterrichten zu können vor den Funktionseinsätzen, da dann viele Dinge im voraus bereits geklärt werden können. Für die Durchführung des Unterrichts gibt es keine Richtlinien, ich verweise auf den Skript „Unterrichtsgestaltung für die Beschäftigungstherapie an Altenpflegeschulen" von Michael/Berting/Langenheinecke-Neumann, Schriftenreihe Ergotherapie „Vorträge zum Thema Geriatrie". Wichtig ist, die theoretische, inhaltliche Auseinandersetzung mit der Ergotherapie in unserem Bereich zu vermitteln, die Ziele und Methoden darzustellen, auf deren Basis gearbeitet wird, aber auch Schwierigkeiten aufzuzeigen, denen wir uns im Pflegebereich gegenübersehen.

In der Praxis können Werktechniken vermittelt werden, deren therapeutische Aspekte gezeigt werden, besonders berücksichtigt werden muß die mögliche Anwendbarkeit auch auf Stationen, damit der Unterricht einen praktischen Nutzen für die Schüler bekommt. Weil es so unterschiedlich ist, ob und in welcher Form und Umfang Ergotherapie an Altenpflegeschulen unterrichtet wird, sollte mit der Zeit ein Grundkonzept entwickelt werden, das dem quantitativen und qualitativen Wachsen der Ergotherapie in der Altenpflege entspricht, ihr Ansehen fördert, Bereitschaft zu aktivierender Pflege unterstützt und so Schulen und Ergotherapeuten eine Basis gibt für eine gute Ausbildung in diesem Bereich. Ein ziel- und planloses Unterrichten nützt weder den Auszubildenden noch dem Ansehen der Ergotherapie. Für guten Unterricht muß aber dem Dozenten ein bestimmter Rahmen aus Zeit, Vorgaben und Kenntnis des gesamten Unterrichtsumfanges gegeben werden.

7.6. Prüfungen

Eng verbunden mit dem Unterricht und der Praktikantenanleitung sind die Prüfungen, an denen der Ergotherapeut mit beteiligt werden kann, zumindest kann seine Abteilung Prüfungsstelle sein, was allerdings in seinem Ermessen liegt.

Als Prüfer zu agieren oder auf die Prüfung vorzubereiten fällt nicht jedem Ergotherapeuten in den Schoß, zumal nicht, wenn er selbst noch nicht lange in dem Beruf arbeitet.

Er sollte sich also überlegen, ob er sich darauf einläßt. Ich rede zunächst von Prüfungen für Ergotherapie, weil Prüfungen in der Altenpflege unterschiedlich ablaufen. Die Handhabung, das letzte Schulpraktikum mit der Prüfung zu verbinden, halte ich nicht für günstig, da das ganze Praktikum zu sehr auf die Prüfung fixiert ist. Es sollte überlegt werden, ob man in diesem Fall nicht Praktikum und Prüfung in seiner Abteilung ablehnt.

Ansonsten wird allgemein praktiziert, die Prüfung an einer Stelle durchzuführen, die der Prüfling aus einem früheren Praktikum kennt. Zeitlich ist die Prüfung aber sehr begrenzt, die Abteilung ist nur ca. 1-2 Wochen damit belastet. Ob der Ergotherapeut Prüfer ist oder nicht, in jedem Fall muß er Prüfungspatienten „stellen". Diese sollten so gewählt sein, daß der Examenskandidat einige Möglichkeiten der Arbeit hat, aber nicht vor hoffnungslosen Fällen steht, mit denen auch der ausgebildete Ergotherapeut nicht vorankommt. Die Prüfer werden auch Schwierigkeiten haben, einigermaßen objektiv zu prüfen. Es sollte beim Patienten bzw. Bewohner eine Entwicklung erkennbar sein, zu der der Prüfling beitragen kann. In der Beurteilung muß der Tatsache Rechnung getragen werden, daß wir uns im Bereich der Pflege befinden, die Behandlungsziele sollen realistisch sein, es dürfen seitens der Prüfer also z.B. keine Maßstäbe angelegt werden, wie sie in der Orthopädie etwa verwendet werden, auch nicht, wenn es sich um eine funktionelle Erkrankung handelt. Generell sollten Prüfungen in Einzeltherapie durchgeführt werden.

Es stellt eine Überforderung dar, wenn der Prüfling sich in dieser kurzen Zeit mit mehreren Krankheitsbildern auseinandersetzen und eine geeignete Technik finden soll. Dies führt leicht auch zu einer ungerechten Beurteilung. Die betreffenden Bewohner sollen informiert und einverstanden sein.

Berücksichtigt werden muß auch, daß der Bereich durch seine Klientel stark abweicht von anderen Bereichen, grundsätzlich ist es möglich, die Prüfung neurologisch zu orientieren, einen orthopädischen „Fall" herauszusuchen, ein psychiatrisches Krankheitsbild zu wählen (wobei wiederum jeweils unterschiedliche Krankheiten gegeben sein können), oder aber die Prüfungsaufgabe mehr allgemein zu halten, was dann aber u.U. schwammiger werden kann und zudem auf Gruppenarbeit hinausläuft. (Etwa: „Führe Bewohner X an eine bestimmte Arbeit heran, die auf eine Integration in eine bestehende Gruppe zielt".)

Nach Möglichkeit soll durch die Prüfung der sonstige Ablauf der Abteilung nicht wesentlich gestört werden. Bestehen starke Bedenken wegen der Bewohner, ist eine Prüfung abzulehnen. In der Praxis wird dies selten der Fall sein, doch sollte die Auswirkung der Prüfung auf Bewohner in die Überlegung einbezogen werden. Unsere Aufgabe ist therapeutisch, und wenn bei einem Bewohner, der an der Prüfung mitwirken soll, nachteilige Auswirkungen zu befürchten sind (etwa starke Verunsicherung, Verstärkung einer Psychose), soll von der Prüfung Abstand genommen werden. Zudem ist zu vermeiden, daß durch eine große Anzahl von Prüfungen die Bewohner, die für Mitwirkung „geeignet" erscheinen, in eine Art Prüfungsstreß geraten, weil ihr Terminkalender voll ist mit Prüfungsterminen.

Neulingen in diesem Bereich sei empfohlen, sich in Zusagen zurückzuhalten. Es ist unsinnig, 4 Prüfungen vor Begeisterung zuzusagen, für die schon 8 Bewohner benannt sein müssen, und dann festzustellen, daß gleichzeitig Prüfungen in der Altenpflege stattfinden sollen, für die die bevorzugten Bewohner bereits vorgesehen sind.

Auch für den Therapeuten ist die Prüfung nicht ohne Aufwand. Ist er an der Prüfung nicht beteiligt, muß er zumindest für die Organisation sorgen (Bewohner auswählen, den Prüfling an verschiedenen Stellen vorstellen, für Akteneinsicht sorgen, terminieren, eventuell Gruppen absagen/umstellen, Räumlichkeiten zur Verfügung stellen, dem Prüfling Übersicht über die Abteilung verschaffen, ggfs. Material besorgen). Wird er als Prüfer eingesetzt, ist darüber hinaus der Bericht zu studieren, eine sinnvolle Befragung muß vorbereitet werden, schließlich ist die Nachbesprechung und die Beurteilung vorzunehmen (hierfür ist der Kriterienkatalog der jeweiligen Schule zu Grunde zu legen).

So ist also eine Prüfung nicht nebenbei zu bewerkstelligen. Es sollte auch nicht vergessen werden, sich von den zuständigen Stellen die Genehmigung zur Prüfung zu holen, bevor man selbst der Schule zusagt. Im allgemeinen sind das der Heimleiter, der Heimarzt, die leitende Schwester. Informiert werden müssen dann auch die entsprechenden Stationen, auch andere Dienste im Heim (Fürsorge/Sozialarbeit, Krankengymnstik, physikalische Therapie) sollten um Unterstützung des Prüflings ersucht werden.

Eine Prüfung stellt, kurz gesagt, eine Störung des Betriebs dar, der Prüfling ist dabei der Eindringling in die Abteilung. Es liegt meist nicht im Intesses des Heimes, diese Störung zuzulassen, und man kann nicht mit ungeteilter Begeisterung für diese Situation bei den verantwortlichen Stellen rechnen. Es kommt für kurze Zeit zu der bereits beschriebenen Unruhe, es wird auch das Problem der Schweigepflicht berührt, (hierfür sollte sich der Therapeut, der für die Prüfung Daten herausgibt, absichern, ggfs. schriftlich).

Der Grund für eine Zustimmung liegt wohl in dem allgemeinen Bewußtsein, daß Prüfungen ja ermöglicht werden müssen, auch in der Absicht, einen guten Kontakt mit der Schule zu haben oder den Kontakt durch die Praktika mit der Prüfung zu vervollständigen. Da im Zusammenhang mit der Prüfung für die Einrichtung keineVorteile verbunden sind, kann andererseits nur erwogen werden, ob auch keine grösseren Nachteile entstehen, wie übermässige Störung des Betriebes, Brechen der Schweigepflicht, oder negative Öffentlichkeitsarbeit bei Nichtbestehen der Prüfung (wenn die Schuld dann der Einrichtung zugeteilt wird). Jeder mögliche Nachteil soll weitestgehend ausgeschlossen sein - übrigens auch im Interesse des Therapeuten - bevor einer Prüfung zugesagt wird.

Etwas anders gelagert ist der Fall, wenn die Einrichtung einer Schule verpflichtet ist (etwa einer Altenpflegeschule). Aber auch hier sollte auf unmögliche Prüfungsbedingungen hingewiesen werden, und ggfs. eine Mitarbeit verweigert werden, zu der der Therapeut meist vertraglich nicht verpflichtet ist. Sind aber diese Punkte geklärt, verläuft eine Prüfung wohl meist unproblematisch und stellt dann auch eine Bereicherung der Arbeit dar und fördert Kontakte zur betreffenden Schule. Der Anspruch soll aber sein, eine geordnete, gerechte Prüfung zu ermöglichen.

Schlußwort

Ich habe jetzt eine Reihe von Dingen aufgezählt, sie beschrieben, wenn auch nicht immer ausführlich, wie sie sich im geriatrischen Bereich, speziell im Pflegeheim, darbieten oder darbieten können. In erster Linie sollte dies eine Orientierungshilfe sein, eine Möglichkeit geben, Mut zu fassen in dieser Aufgabenstellung, die eigene Arbeit zu überdenken, Anregung für Neuerungen zu bekommen. Dieses soll, selbstverständlich, den Bewohnern zugute kommen, mit dazu beitragen, die bestimmt sehr schwierige Situation erträglicher zu machen, nicht nur unter vielfachen Krankheitsbildern, sondern auch unter der beaufsichtigten Unterbringung leiden zu müssen (die zwar notwendig und hilfreich, aber trotzdem nicht angenehm ist).

Ich möchte dazu beitragen, die Ergotherapie effektiver, gleichzeitig ihren besonderen Anspruch innerhalb des Heimes deutlicher zu machen, der auch heißen kann: Ruhepol, Entspannungszone, Hilfestellung, Förderung, Beratung. Meine Überzeugung ist, daß die Möglichkeiten der Ergotherapie in der Geriatrie bei weitem nicht annähernd ausgenutzt sind, auch unter Berücksichtigung dessen, daß es bereits hervorragende geriatrische Rehabilitationskliniken und andere beispielhafte Senioreneinrichtungen gibt.

Besonders wichtig ist mir daher die Schärfung des Bewußtseins der Ergotherapeuten für dieses Berufsfeld, vor allem über den eigenen Berufs-Horizont hinaus. Es hat natürlich Priorität, die eigene Abteilung zu optimieren, darüber hinaus die Arbeit im Heim mitzugestalten. Der Therapeut soll aber auch, zusammenwirkend mit allen an der Situation der alten Menschen beteiligten Kräften, seinen Teil dazu beitragen, daß eine Sensibilität für deren Belange entsteht. So kann sich die Lage dieser Menschen, insbesondere derer im Heim, längerfristig entwickeln. Und notwendig erscheint auch jeder Beitrag im Hinblick auf die sich noch erweiternden Probleme, die ich eingangs angesprochen habe und die ja nun tatsächlich alle betreffen.

Ich möchte, daß dieses Buch bei der Arbeit in diesem Bereich und besonders an den schwierigen Stellen als Wegbegleiter dient.

Literaturhinweise

„Beschäftigungstherapie" (2 Bde.): Jentschura/Jantz (Hrsg); Thieme Verlag Stuttgart

„Geriatrie-Grundlagen für die Praxis"; E. Lang; Verl. G. Fischer

„Ergotherapie in der Geriatrie"; W. Matthes (Hrsg.);Verlag modernes lernen, Dortmund

„Musiktherapie in der Altenhilfe"; R. Bright; Fischer Verl. Stgt.

„Die Rehabilitation Behinderter"; Deutscher Ärzte Verlag Köln

„Vortragssammlung" zur 29. Jahresfachtagung des Verbandes der Beschäftigungs- und Arbeitstherapeuten; Hrsg. Geschäftsstelle des Verbandes

„Die Hemiplegie Erwachsener"; B. Bobath; Thieme Verlag Stgt.

„Ergotherapie bei Hemiplegie"; O. Eggers; Springer Verlag Heidelberg

„Bausteine der kindlichen Entwicklung"; A. J.Ayres; Springer Verl. Heidelberg

„Datenreport"; Statistisches Bundesamt (Hrsg.)

„Das große Mosaik-Buch vom Werken"; G. Lindner; Mosaik Verlag München

„Kreativ im Heim"; Hrsg. Landesversorgungsamt Hessen, Lange Str. 57, 6000 Frankfurt/Main 1

„Musiktherapie mit Senioren": A. von Blanckenburg; Schulz-Kirchner Verlag

„Schlaganfälle": W. Dorndorf; Thieme Verlag

„Zur Therapie der Raumanalysestörung bei rechtshemisphärisch Hirngeschädigten"; M. Wais / H. Köster-Wais; verlag modernes lernen

„Ergotherapie in der Orthopädie"; A. Hasselblatt; Bardtenschlager Verlag München
„Aging with a Disability"; R. B. Trieschmann; Demos Puablications New York

Adresse:

Kuratorium Deutsche Altershilfe
An der Pauluskirche 3
5000 Köln 1

Sachverzeichnis

A

Aktionsradius 69
aktivierende Pflege 22
Aktivitäten 31
Alleinstehende 17
Altenwohnung 18
Altern 11, 14
alternative Versorgungsformen 16
Alterspsychose 83
Altersunterschied 14, 44
ambulante Betreuung 15, 17
Ansprüche 13
Antidepressiva 39
Aphasien 84
Applikationen 53
Aquarellfarben 46
Arbeitsleben 33
Arbeitsmarkt 21
Arbeitsplatzgestaltung 57
Ärzte 24
Atmosphäre 23
Aufbautechnik 51
Aufgabenbereich 12, **21**, 33
Ausdauerförderung 35
Auseinandersetzungen 22
Ausfahrten 69
Ausfallzeiten 94
Austausch m. anderen Heimen 72
Autorität 41
Aversionen 40

B

Balanceübungen 85
Bälle 62
Basar 33
Batik 53
Beeinflußbarkeit 21
Belastungsfähigkeit 17
Beratung 87
Besetzung 75
Bestandsaufnahme 13
Betreuung, ambulante 15, 17
Bettlägerige 88
Beweglichkeit 34
Bewegungsradius 26, 34
Bewegungsübungen 30
Bewegung zu Musik 64
Bewohnerkartei 77

Bevölkerungsstatistik 11
Beziehungen 16
Bezugsperson 28
Bobath-Konzept 23

C

cerebrale Störungen 81
Collagen 47

D

Demütigung 34
Depressionen 83
depressive Psychose 35, 83
Desorientiertheit 35, **82**
Dias 73
Drucken 48
Durchblutungsstörungen 81
Durchführung (Werken) 56
Durchlauf 77

E

Einschränkungen 15
Einzeltherapie 29
Emaille 53
Entwicklungsphasen 28
Erfolgserlebnis 33
ergotherapeutische Gruppe 30

F

Familie 17
Familiensituation 12
Fehleinschätzungen 31
Filmvorführungen 73
Filtersysteme 37
Flechten **45,** 49
Flüssigkeitszufuhr 35
Freizeitgestaltung 68
Freundeskreis 26
Frustrationen 41
funktionelle Störungen 22

G

Gedächtnistraining 63
Gefahren 15, 16
Gewohnheiten 76
Glasur 51
Gruppenangebote 29
Gruppenarbeit 30, 76
Gruppenspiele 59

H
Häkeln 53
Halbseitengelähmte 45, 84
Heime, private 18
Hemiplegie 84, 45
Hilfsmittel 75
Hirnatrophien 81
Hirnleistungstraining 35
Holz 52
Hospitalisierung 81
Humanisierung 18

I
Immobilität 17
Informationsaustausch 24
Instrumente 66
Instrumenten-Liste 68

K
Kartenspiele 61
Katarakt 89
klinische Rehabilitation 16
Knetmasse, therapeutische 86
Kommunikationsschwierigkeiten 59
Komplikationen 17
Kontakte 24
Kontraindikationen 27
Kontrakturen 84
Konzentrationsschulung 35
Koordination 77
Körnerbilder 47
Kostenfaktor 21
Kraft 87
Krankheit 17
Kufenwebstuhl 50
Kulturkreis 26

L
Lacke 45
Lagerungsschienen 87
Lebensäußerungen 24
Leder 52
Legespiele 61
Literatur 73

M
Makramee 54
Maltechniken 46
Material 57, 78
Materialauswahl 31
Medien 73
Medikamente 16, 37
Methoden, therapeutische 23

Modellversuch 72
Motivation 39
Musik, anhören von 64
Musik, arbeiten zu 64
Musik, Bewegung zu 64
Musiktherapie 63
musizieren 65
Muskelkraft 34

N
Nähen 53
Neuroleptika 37

O
Oberflächenbehandlung 32
Öffentlichkeitsarbeit 95
Ordnung 79
Orffsche Instrumente 65, 66
Organisation (Abteilung) 75
Organisation (Werkaktivität) 57
Ort f. Ergotherapie 75

P
Papierarbeiten 54
Parkinson-Syndrom 86
Peddigrohr 45
Personal 75
persönliche Situation 13
Persönlichkeit 28
Pflegeheim 13
Phasen 29
Polyarthritis 87
Polyneuropathien 85
Praktikanten 93
private Heime 18
Produkte 32
Prüfungen 96
psychiatrische Erkrankungen 35, 83
psychische Stabilisierung 35
Pünktlichkeit 43
Puzzle 61

R
Rehabilitation, klinische 16
Rehabilitationsfähigkeit 15
Rezidivquote 83
Rheumatiker 87
Rollstuhlfahrer 75

S
Salzteig 51
Schreibübungen 47
Schwerhörigkeit 15
Sehbehinderungen 89

Schutzvorkehrungen 57
Selbsthilfetraining 17, 30
Selbstverständnis 27
Sensibilität (d. Therapeuten) 43
Singspiele 67
Situation d. Ergotherapie 21
Sozialdienst 25
Spasmusförderung 49
Spastische Lähmungen 84
Spiele, funktionelle 62
Spielen 59
Spritztechnik 46
Stabilität 24
Stengel-Methode 63
Sticken 53
Stoffwechsel 34
Stoffwechselstörungen 85
Störungen, funktionelle 22
Stricken 53
Strukturierung 35
Suicidgefahr 38

T
Tanztee 71
Tastempfindungen 31
Techniken 27
Terminplanung 79
Testverfahren 23
therapeutische Einwirkung 24
Therapie 36
Therapieformen 28 ff
Thymoleptika 38
Tischspiele 60

Ton 50
Toxizität 38

U
Umwelt 18
Unsicherheit 41
Unterricht 95

V
Veranstaltungen 73
Verkauf 32, 78
Verkrampfung 86
Versorgungsformen, alternative 16
Verwaltung 25
Verwirrtheit 35
Video 73

W
Wahnentwicklungen 35
Wahrnehmung 37
Wahrnehmungsstörungen 23
Weben 48
Werkaktivität 57
Werkzeug 57, 78
wirtschaftliche Situation 12
Wohngemeinschaft 18
Wollpompons 52
Würfelspiele 61

Z
Zeit 76
Ziele 33
Zusammenarbeit 24